妇产科临床急危重症

FUCHANKE LINCHUANG JIWEIZHONGZHENG

韩雯雯　编著

上海交通大學出版社
SHANGHAI JIAO TONG UNIVERSITY PRESS

内容提要

本书从妇产科基础知识入手，详细介绍了妇产科急危重症的病因、发病机制、临床表现、诊断与鉴别诊断，重点讲解了妇产科急危重症的抢救与治疗，用简明的语言理清了救治过程中的疑难线索。本书适合妇产科医师参考使用。

图书在版编目（CIP）数据

妇产科临床急危重症 / 韩雯雯编著. -- 上海 ：上海交通大学出版社，2024. 4. -- ISBN 978-7-313-31443-7

Ⅰ. R71

中国国家版本馆CIP数据核字第202432DV92号

妇产科临床急危重症

FUCHANKE LINCHUANG JIWEIZHONGZHENG

编　　著：韩雯雯

出版发行：上海交通大学出版社

邮政编码：200030

印　　制：广东虎彩云印刷有限公司

开　　本：710mm × 1000mm　1/16

字　　数：213千字

版　　次：2024年4月第1版

书　　号：ISBN 978-7-313-31443-7

定　　价：198.00元

地　　址：上海市番禺路951号

电　　话：021-64071208

经　　销：全国新华书店

印　　张：12.25

插　　页：1

印　　次：2024年4月第1次印刷

前 言

临床上的急危重症是指起病突然、来势凶险或病情急转直下，使患者很快进入昏迷、休克、器官衰竭等濒死状态的疾病。有些患者来不及抢救就已经死亡；有些出现心搏、呼吸骤停的患者虽然经过心肺复苏抢救过来了，但最后还是很有可能因为其他因素而陷入植物人状态，甚至是死亡。女性生殖系统的结构和功能极为复杂，容易受到各种伤害及病原体侵袭，故妇产科急危重症发病率高、病情复杂多变，严重威胁着广大妇女及胎儿、婴儿的生命安全。如果抢救及时、诊疗得当，可以有效挽救患者生命；反之，一旦错失抢救时机很可能会造成无法挽回的后果。

抢救急危重症必须争分夺秒，如何在短时间内进行最有效的诊治，对患者的预后至关重要。这就需要妇产科医师在有限的时间内完成问诊、体检，迅速又准确地进行诊断，排除其他易混淆的疾病，并给出恰当的救治方案。因此，作为一名合格的妇产科医师，除了掌握扎实的专业基础知识之外，还要熟练应用各种抢救仪器，不断积累临床经验，以便在面对急危重症患者时能迅速做出规范化处理，最终达到降低死亡率、致残率，提高救治效率的目的。由此，为进一步提高妇产科医师的临床技能，满足临床需要，更好地保障患者健康，编者在参阅国内外相关资料的基础上，结合多年的临床经验，编写了《妇产科临床急危重症》一书，希望能够提高妇产科医师的急救能力，尽量避免误诊、漏诊的发生，改善疾病的预后。

本书以实用性为原则，以妇产科常见急危重症的救治为主线，对多种急危重症进行了全面的讲述。不仅从基础知识入手，详细介绍了疾病的病因、发病机制、临床表现、诊断与鉴别诊断，而且重点讲解了妇产科急危重症的抢救与治疗，用简明的语言理清了救治过程中的疑难线索。本书内容丰富、层次鲜明，将理论与临床实际紧密结合起来，侧重于培养医师处理急危重症的能力，相信会对广大读者的临床工作有所帮助，适合从事妇产科工作的临床医师参考使用。

由于编者缺乏编写经验，加之当今医疗技术飞速发展，书中存在不足之处在所难免，敬请广大读者提出宝贵的意见，以期再版时修正。

韩雯雯

青岛大学附属山东省妇幼保健院

2023 年 8 月

目 录

第一章 妇产科常见症状的救治

第一节 昏　　迷

昏迷是意识障碍的严重阶段，表现为意识持续中断或完全丧失，不能够认识内外环境，随意运动丧失，并对刺激反应异常或反射活动异常的一种病理状态。

人的意识需要一个完整而正常的中枢神经系统维持，其中较重要的部分为上行网状激活系统、丘脑、丘脑下部激活系统、大脑皮质。上述各部分发生器质性或可逆性病变时，均可导致意识障碍或昏迷。

一、诊断思路

引起昏迷的具体病因很多，有的病因易明确，有的则不易明确。为便于临床思考，缩小病因探索的范围，并指导临床救治和评判预后，可在简捷而仔细的病史询问和体格检查后，就下列问题进行分析及判断：①是不是昏迷？②昏迷程度如何？③引起昏迷的病因是什么？是颅内疾病抑或全身疾病？若是前者，是局限性抑或弥漫性病变，是幕上抑或幕下？具体病因是什么？若是全身性疾病，具体的病因是什么？

（一）妇产科引起昏迷常见的病因

（1）低血容量性休克：如产后出血、异位妊娠、孕期出血如前置胎盘等。

（2）妊娠期高血压疾病：子痫发作，严重子痫前期并发脑血管病、脑水肿。

（3）脑栓塞：孕期脑血栓栓塞缺血的发生率为非孕期的 13 倍，可并发于妊娠期高血压疾病、子痫、子痫前期、胎盘早剥、羊水栓塞、产科感染、妊娠合并糖尿病的血管病变及心瓣膜病等。

（4）电解质紊乱：如低钠血症；催产素大量应用，其抗利尿作用会导致水中毒；低钾血症可由妊娠剧烈呕吐所致。

(5)妊娠合并其他严重疾病，波及中枢神经系统所致，如急性脑血管病、肝性昏迷、肾衰竭、酮症酸中毒或低血糖、甲状腺危象、急性感染、癫痫、颅内占位性病变、脑血管畸形、外伤等。

(6)麻醉意外。

(7)中毒。

(二)病史

(1)昏迷发病过程：起病缓急、昏迷时间、伴随症状。

(2)昏迷是首发症状还是某些疾病发展过程中逐渐发生的。

(3)是否有损伤或其他意外事故。

(4)有否服用毒物或接触剧毒化学药物、有无一氧化碳中毒。

(5)既往史、妊娠合并症、妇产科出血情况。

(三)体格检查

1.体温

体温升高见于颅内外感染疾病。

2.脉搏

脉搏快慢节律有助于发现急性心源性脑缺血，脉细弱状多见低容量性休克。

3.呼吸

呼吸深而快，常见于代谢性酸中毒(妊娠合并糖尿病、肾功能不全)；有苹果味见于妊娠合并糖尿病昏迷；呼气有大蒜样臭味，可见于有机磷中毒；呼气出现口臭，提示妊娠合并肝功能衰竭(肝性脑病)。呼吸节律异常类型提示脑部病变部位。

4.血压

显著升高，见于妊娠期高血压疾病、子痫、子痫前期并发脑血管病、脑水肿。

5.皮肤黏膜

湿润见于妊娠合并低血糖昏迷；灼热干燥见于中暑高热；苍白见于妊娠合并尿毒症；皮肤巩膜黄染应考虑妊娠合并肝性脑病；口唇樱红考虑一氧化碳中毒；还要注意头部、颜面部皮肤损伤的痕迹，耳鼻部出血及脑脊液漏等情况。

6.神经系统检查

该检查是昏迷体检中的重点，包括神志、瞳孔变化、眼球活动、眼底检查、脑膜刺激征检查、体位及运动功能检查、不随意运动(震颤、扑翼样震颤或多灶性肌痉挛等)、生理反射及病理反射的检查。特别要重视瞳孔、眼底、脑膜刺激征的检查。

(四)实验室检查

三大常规、电解质、肝肾功能、血气分析、血糖等应列为常规检查，脑电图、头颅 CT、MRI、脑脊液检查对昏迷的病因鉴别有重大意义。

(五)鉴别诊断

有异位妊娠、孕期出血、产后出血，应考虑为出血性休克；妊娠期有高血压、双下肢水肿、反复发作抽搐应疑为子痫；妊娠合并有高血压、风湿性心脏病、心肌病，突然昏倒，表现一侧肢体瘫痪者应考虑急性脑血管病(出血、栓塞)；妊娠合并肝肾功能不全应考虑肝肾衰竭；妊娠合并糖尿病应考虑酮症酸中毒(并与高渗性高血糖状态及低血糖症相鉴别)；而应用胰岛素、口服降糖药，出现心悸、多汗、震颤甚至抽搐者应考虑为低血糖；治疗中应用大量催产素应疑为水中毒、低钠血症；夏季突然高热、头痛很快昏迷，应考虑流行性脑炎、脑型疟疾、日射病、中暑等；中耳炎、耳道流脓史应考虑脑脓肿；近月内有呼吸道感染，突然出现精神症状，全身抽搐，突然昏迷要考虑病毒性脑炎；昏迷前有毒物接触史，应疑为中毒；头部外伤后一直昏迷，考虑为原发脑挫伤，若伤后有一段时间清醒，再次昏迷伴瞳孔不等大者考虑颅内继发性出血。

二、救治原则

(1)保持呼吸道通畅、吸氧、应用呼吸兴奋剂，必要时气管切开或插管，行人工辅助通气。

(2)维持有效血液循环，给予强心、升压药物，纠正休克。

(3)急查血尿常规、肝肾功能、电解质、血气分析等。

(4)颅压高者给予降颅压药物，如 20%甘露醇、呋塞米、甘油，必要时行侧脑室穿刺引流。

(5)控制高血压、体温。

(6)预防及抗感染治疗。

(7)控制了痫发作，用地西泮、苯巴比妥等。

(8)纠正水、电解质紊乱，补充营养。

(9)给脑代谢促醒剂：如 ATP、辅酶 A、胞磷胆碱、复方吡拉西坦脑蛋白水解物片等。给予促醒药物，如纳洛酮、醒脑静、安宫牛黄丸等。

(10)妊娠糖尿病酮症酸中毒救治：①积极补液，快速恢复循环血量，纠正细胞内脱水，应用等渗盐水或复方氯化钠 300～500 mL/(2～6 h)。②胰岛素应用，4～6 U/h(静脉推注或静脉滴注)直至血糖降为 13.9 mmol/L，可改 5%葡萄糖盐水+胰岛素(糖与胰岛素比为2∶6)直至血糖降为11.1 mmol/L。纠正电解质平衡及纠正酸中毒,抗感染及支持疗法。③纠正电解质紊乱,在静脉滴注胰岛素和有尿后应静脉补钾。开始补液前血钾升高者补液500~1 000 mL后给予补钾。无尿或尿量<0.5 mL/(kg·h),应暂缓补钾,补钾应定期复查血钾浓度调整剂量。可静脉及口服钾同时进行,治疗后常需要一周时间才能恢复钾的浓度。④纠正酸中毒,pH<7.1时可补入5%碳酸氢钠125~250 mL,不宜快速补入。诱因及并发症主要有感染、休克、脑水肿、心肌梗死、静脉血栓形成等。

第二节 心搏骤停

许多危及生命的疾病以心搏骤停告终。在美国,每年有60万例心源性猝死,妊娠期心搏骤停发生率为1/30 000。大约50%的孕妇死亡是由于严重的心律失常所致。心搏骤停(sudden cardiac arrest,SCA)是指各种原因所致心脏射血功能突然终止,最常见的心脏机制为心室颤动(ventricular fibrillation,VF)或无脉性室性心动过速(pulseless ventricular tachycardia,VT),其次为心室静止及无脉电活动(pulseless electric activity,PEA)。心搏骤停后即出现意识丧失、脉搏消失及呼吸停止,须进行及时有效的心肺复苏,部分患者才可获存活。心脏性猝死(sudden cardiac death,SCD)指未能预料的于突发心脏症状1小时内发生的心脏原因死亡。心搏骤停不治是心脏性猝死最常见的直接死因。

心肺脑复苏(cardio pulmonary cerebral resuscitation,CPCR)是抢救生命最基本的医疗技术和方法,其中脑复苏是关键。心肺脑复苏包括基础生命支持(basic life support,BLS)和高级心脏生命支持(advanced cardiac life support,ACLS)。医务人员应当熟悉妊娠期间母体生理改变对复苏效果的影响,胎儿的预后直接与母体的健康相关。

一、心搏骤停的原因

(1)妊娠期高血压疾病:子痫-子痫前期导致了抽搐、脑水肿、肝肾功能减退、胎盘早剥、弥散性血管内凝血(disseminated intravascular coagulation,DIC)、HELLP综合征、急性脑血管病等并发症。

(2)羊水、空气、脂肪引起栓塞:导致深静脉血栓形成、低氧血症、呼吸骤停、DIC。

(3)胎盘早剥、子宫破裂、前置胎盘引起大出血:致使患者低血容量、低血压、低氧血症、栓塞、DIC、组织梗死、肌张力低下。

(4)宫缩抑制剂治疗:致使心律失常、高镁低钾血症、低血压、肺水肿、呼吸骤停。

(5)羊水过多:导致胎盘早剥、出血,破膜引起羊水栓塞,子宫过度膨大,子宫破裂。

(6)瘢痕子宫:致使子宫破裂、出血,胎盘粘连、植入、穿透。

(7)感染:导致出现败血症、感染性休克、绒毛膜羊膜炎。

(8)麻醉意外及滥用药物。

(9)心肌病:致心律失常、肺部并发症、心排血量不足。

(10)手术、外伤、被杀及自杀。

(11)环境因素所致:雷击、触电、低/高温、淹溺。

二、临床表现及诊断要点

心搏骤停的典型表现:意识突然丧失、呼吸停止和大动脉搏动消失的“三联征”。

诊断要点如下。

(1)意识突然丧失,面色可由苍白迅速呈现发绀。

(2)大动脉搏动丧失,触摸不到颈动脉、股动脉搏动。

(3)呼吸停止或开始叹息样呼吸,渐渐变慢,继而停止。

(4)双侧瞳孔放大。

(5)可伴有短暂抽搐和大小便失禁,伴有口眼歪斜,遂即全身松软。

(6)心电图表现:①心室颤动;②无脉性心动过速;③心室静止;④无脉心电活动。

三、紧急救治原则

各种原因引起的心跳、呼吸骤停,必须立即进行现场心肺脑复苏。根据美国心脏病协会的规定,心肺脑复苏(CPCR)实施法可归纳为:①BLS;②ALS;③复苏后生命维护或长期生命维护(post-resuscitative life,PLS)(脑复苏)。

(一)BLS

BLS:A 开放气道;B 人工呼吸;C 胸外按压,人工循环;D 电除颤,即为现场的心肺复苏,包括对病情的判断评估,目的是使患者自主循环恢复。

(二)ALS

应用辅助设备、特殊技术,进一步提供更有效呼吸、循环的支持,恢复自主循环或维持循环和呼吸功能。包括 A(airway)，人工气道；B(breathing)，机械通气；C(circulation)，建立液体通路，使用血管加压药物及抗心律失常的药物；D(differential diagnosis)，寻找心搏骤停原因。

(三)PLS

PLS 主要是脑复苏，是指以减轻心搏骤停后全脑缺血的损伤、保护神经功能为目标的救治措施，包括尽快恢复自主循环、低灌注和缺氧处理、体温调节(低温治疗是目前唯一证实有效的脑保护措施)、血糖控制、抗癫痫及其他对症治疗、体液平衡、营养供给等。

一般认为常规胸外按压 10～15 分钟，最多不超过 20 分钟，无效时即应改行开胸复苏。

(四)药物选择

(1)径路：①静脉内给药，初期复苏期间一般多用上腔静脉；②经气管支气管给药，可将必要的药物稀释至 10 mL 注入气管；③骨髓内灌注；④现不主张心内注射给药。

(2)给药时机：在 1～2 次电击和(或)CPR 后 VF/VT 持续存在推荐给血管加压药物，但不要中断 CPR。给药流程为 CPR-检查心律-给药-除颤(药物准备应在心律检查前完成)。

(五)复苏药物

(1)血管加压药：肾上腺素 1 mg 静脉推注，每隔 3～5 分钟重复一次。血管加压素，每次 40 U，静脉推注，仅可使用一次。

(2)阿托品 1 mg 静脉推注，3～5 分钟重复一次，最大剂量为 3 mg。

(3)抗心律失常药物。①胺碘酮：VF/VT 首选药物，无药可用利多卡因替代，初始剂量为 300 mg，静脉注射，无效可再加用 150 mg；②利多卡因：初始剂量为 1.0～1.5 mg/kg 静脉推注，VF/VT 持续可额外加 0.50～0.75 mg/kg，每隔 5～10 分钟静脉推注，最大剂量 3 mg/kg；③镁剂：1～2 g 硫酸镁溶于 5%葡萄糖溶液 10 mL 静脉推注，能有效中止尖端扭转型室性心动过速；④碳酸氢钠：尽可能在血气分析监测指导下使用。

四、复苏有效的指标

(一)瞳孔变化

由大变小、对光反射恢复是有效的表现。

(二)面色(口唇)变化

由发绀转为红润。

(三)脑功能恢复的迹象

患者手脚开始抽动挣扎;肌张力增加;吞咽动作增加;吞咽动作出现;自由呼吸恢复。

(四)心电图变化

心电图出现交界区、房性或窦性心律。

五、孕产妇循环、呼吸生理

孕期母体的相应变化,使得母儿循环单位更容易受到无效循环的伤害。妊娠期血液循环特点为高血流、低阻抗状况。子宫动脉缺乏自由调节能力,子宫血流取决于灌注压,因此当母体血压下降时,子宫灌注减少。在处理心肺功能骤停时,要提供足够的血容量以保证子宫胎盘血流量的需要,由于胶体渗透压的下降导致毛细血管的渗透性呈增加趋势。

孕妇在丢失 1 200～1 500 mL 血液后,才显示出低血容量的体征。失血量可首先由胎心监护图上出现非正常型改变来反映。由于在失血性休克住院抢救成功的孕妇中,胎儿结局不良者占 80%,故对孕妇进行液体复苏显得更为重要。妊娠期子宫血流量达心排血量的 20%～30%。妊娠子宫压迫腹主动脉及下腔静脉,可使 30%的血容量瘀积于下肢。分娩或改变子宫位置,减轻对主动脉及下腔静脉的压迫,可使心排血量增加 20%～25%。由于子宫内容物向上移位、乳房肥大以及妊娠子宫的存在,施用外力难以挤压胸廓。而孕期雌激素使心肌内 α-肾上腺素能受体增加,从而提高了心肌对儿茶酚胺的敏感性,这种变化增加了室上性心律失常的发生率。

孕激素增加了潮气量和呼吸率,从而增加了二氧化碳排出量,导致代偿性呼吸性碱中毒的发生。孕期母体呼吸停止,动脉血 pH 及氧分压快速下降,使孕妇易出现换气不足及低氧血症,导致了较严重的酸中毒。妊娠期氧耗量增加,复苏时维持动脉血氧含量十分重要。气管插管、胸外按压难度增大,使 CPR 成功更为不易。母体心跳呼吸停止后,因脐静脉血氧张力总是低于子宫静脉血氧张力,胎儿的氧储备不超过 2 分钟。孕妇对无呼吸无心跳的耐受时间仅 4 分钟,在这时限后,母体及胎儿复苏成功率均下降。因此在救治中的 4 分钟也称为“4 分钟规则”。

六、妊娠妇女复苏过程注意要点

在妊娠妇女的复苏过程中,要尽力抢救母亲及胎儿两个生命。CPR 时要考虑孕妇生理改变因素。CPR 时注意以下几点。

(1)体位上母体采取右侧抬高 10～15 cm 的左侧卧位，减少增大的子宫对主动脉及下腔静脉的压迫。可将垫子放置在患者右腹部侧方使其体位向左侧倾斜 15°～30°；也可右侧躯干及髋下垫水袋或毛巾卷；或是助手将膝部垫于患者躯干及髋下；手法将子宫向左推，或用楔形物固定此体位。胸外按压点可取胸前中间稍上部位，使妊娠时增大子宫及膈肌抬高的影响减少。

(2)孕妇激素水平改变增加反流发生率，对无意识孕妇人工通气时应持续压迫环状软骨，以防误吸。

(3)气管插管时也应压环状软骨，以防误吸。由于孕妇可能存在气道水肿，使用的气管导管内径要较非妊娠妇女使用的小 0.5～1.0 mm。

(4)死亡期剖宫产的目的是母体心跳骤停后作为一种抢救措施增加母儿存活率。一旦孕妇发生心搏骤停，妊娠＜20 周不考虑急诊剖宫产手术，妊娠20～23 周施行剖宫产手术对孕妇复苏有利，但不可能挽救婴儿生命。妊娠 24～25 周以上施行急诊剖宫产手术，对挽救母亲和胎儿生命均可能有利。手术应尽量在孕妇心搏骤停不超过 5 分钟内实施。有些胎儿在母体循环衰竭后 20 分钟还能存活。死亡期剖宫产也增加母体存活机会，这是由于胎儿娩出后母体心肺复苏时循环改善，解除子宫对主动脉及下腔静脉压迫，可使心排血量增加20％～25％，其存活率上升。

心肺复苏是生命链最关键的内容，更是整个生命体系受到致命损伤得以解除最重要的手段。心肺复苏生命链包括了 5 个早期环节：及早到达；及早快速 CPR；早期除颤；及早药物复苏；及早进行高级心肺复苏。复苏这 5 个早期环节构成心肺复苏生命链；是急救体系的重要框架。

第三节 呼吸困难

呼吸困难是指患者自觉“气急”或“呼吸费力”、胸闷，临床表现为呼吸频率幅度和节律的改变，用力呼吸可见辅助呼吸肌参与呼吸运动，严重者表现为端坐呼吸、发绀等。引起呼吸困难的病因涉及呼吸系统、心血管系统、血液系统和内分泌系统疾病，以及各种神经因素。

一、诊断思路

(一)妇产科呼吸困难常见病因

多为妊娠合并严重心肺疾病。常见原因有急性左心衰竭、肺栓塞(羊水、空气、血栓、脂肪)、肺炎、气胸、支气管哮喘等,也见于中毒性呼吸困难、重度贫血、甲亢危象、糖尿病酮症酸中毒、尿毒症及严重颅脑病变、气道异物的孕妇。

(二)临床表现特点

1.起病方式

突然发作的呼吸困难多见于自发性气胸、肺水肿、支气管哮喘、急性心肌梗死和肺栓塞等。夜间阵发性呼吸困难以急性左心功能不全致心源性肺水肿为最常见。急性呼吸窘迫综合征(acute respiratory distress syndrome,ARDS)多在原发病起病后 5 天内出现症状,半数患者在 24 小时内出现呼吸加快,呼吸困难进行性加重或窘迫。

2.伴随症状

呼吸困难往往均伴有与原发病变有关的相应症状,发热、咳嗽、咳痰者多见呼吸道感染性疾病,伴胸痛者多考虑胸膜炎、肺梗死、肿瘤和气胸。

3.呼吸困难类型

(1)吸气性呼吸困难:多见于喉、气管狭窄,临床表现为喘鸣,吸气时胸骨、锁骨上窝和肋间隙凹陷(“三凹征”)。

(2)呼气性呼吸困难:见于支气管哮喘及其他慢性阻塞性肺部疾病,表现为呼气延长,伴哮鸣音。

(3)混合性呼吸困难:见于广泛肺炎、肺纤维化、大量胸腔积液和气胸。

(4)潮式呼吸和间停呼吸:见于中枢神经系统疾病及糖尿病酮症酸中毒、急性中毒等。前者是由浅慢变深快,再而深快转为浅慢,随之出现暂时呼吸停顿,后又重复上述变化的周期性呼吸;后者表现为规则呼吸数次后,出现短暂呼吸停顿,如此周而复始,提示病情严重,预后不良。

4.体位改变

(1)端坐呼吸:见于急性左心衰竭、重症哮喘。

(2)平卧呼吸:见于肺部炎症、肺间隙纤维化、肺内动静脉分流的患者。

(3)端坐或前倾位可使急性心包炎患者的呼吸困难症状减轻。

(三)辅助检查

(1)血常规、血生化检查,动脉血气分析(氧分压、二氧化碳分压、酸碱平衡状态）。

（2）X 线胸片有助于发现心、肺、胸腔疾病（危重患者尽量取半卧体位）。

（3）心电图、超声心动图、放射性核素扫描、CT 及磁共振成像（MRI）可了解心肺血管病变。

（4）肺功能检查，病情相对稳定后可选择，帮助判断肺功能障碍程度和性质，可酌情选择患者可耐受检查。

通过病史症状、体征、辅助检查结果分析，作出诊断。

二、救治原则

缓解呼吸困难取决于病因治疗。患者起病急症状明显，在首诊治疗中要注意呼吸道通畅、吸氧、改善二氧化碳潴留，纠正内环境失衡，为病因及诱因治疗赢得时间。

（一）保持呼吸道通畅

开放气道，必要时建立人工气道，清除气道分泌物及异物。存在支气管痉挛时，可静脉给支气管扩张药物。

（二）纠正缺氧

一般为鼻导管或面罩给氧，使动脉血氧分压＞8.0 kPa（60 mmHg）或血氧饱和度（SPO_2）＞90％。

（三）支持疗法

纠正体内环境平衡及重要器官功能支持。

（四）病因治疗

针对不同病因采取对应治疗是解除呼吸困难根本方法。

第四节　休　　克

休克是由于各种致病因素作用引起的有效循环血容量急剧减少，导致器官和组织微循环灌注不足，致使组织缺氧，细胞代谢紊乱和器官功能受损的综合征。其临床表现为低血压、心动过速、脉搏细弱、皮肤湿冷、苍白或发绀，全身无力，神志淡漠或烦躁不安、昏迷以及代谢性酸中毒。血压降低是休克最常见、最重要的临床特征。迅速改善组织灌注，恢复细胞氧供，维持正常细胞功能是治疗休克的关键。休克恶化是一个从组织灌注不足发展为多器官功能障碍至衰竭的病理过程，由于休克后果严重，判断休克的危害程度以及对治疗的反应，严密监测组织灌注和细胞代谢功能状态，采取综合措施，努力提高休克救治成功率，是基础医学和临床医学工作者共同关注的重要研究课题。

一、诊断思路

(一)常见休克病因

常见病因有低血容量性休克、感染性休克、过敏性休克、创伤性休克、神经源性休克及心源性休克。

1.低血容量性休克

血容量骤然减少，回心血量不足，使心排血量和动脉血压降低，外周阻力增高。常见于异位妊娠、分娩、外伤或手术损伤、妇产科各种疾病引起的出血，羊水栓塞、胎盘早剥和稽留流产所致 DIC 引起大出血等。

2.感染性休克

由细菌、真菌、病毒和立克次体的严重感染所致。常见于流产感染、产褥感染、胎膜早破并发急性绒毛膜炎、急性盆腔感染(急性输卵管炎、盆腔炎、盆腔脓肿)、妇科肿瘤并发感染以及术后并发呼吸、消化、泌尿系统感染。

3.过敏性休克

由于抗原(异种蛋白和多糖、药物、表面致敏原)进入致敏的机体内与相应抗体结合，发生Ⅰ型变态反应，致血管活性物质释放，导致全身的毛细血管扩张，通透性增加，血浆渗出到组织间隙，循环量迅速减少引起休克。常见于羊水栓塞。

4.神经源性休克

由于剧烈的神经刺激引起血管活性物质释放，动脉调节功能障碍，导致外周血管扩张，有效血容量减少引发休克。见于手术麻醉意外(常见硬膜外麻醉时发生心跳、呼吸骤停)。

5.心源性休克

由于心肌受损、收缩力降低、心脏射血功能障碍及心室充盈障碍致心排血量降低，不能满足器官和组织的血液供应。常见于围生期心肌病、妊娠期高血压疾病、充血性心力衰竭、高血压或糖尿病合并妊娠和肺动脉栓塞等。

6.创伤性休克

与创伤疼痛及出血综合因素有关，大量出血可能为其诱因，见于严重子宫破裂、宫颈裂伤、阴道裂伤、人工剥离胎盘、子宫外翻或严重的挤压伤、产科手术误伤脏器，早期常与出血性休克并发，晚期易与感染性休克并发。

(二)休克诊断标准

(1)具有休克的诱因。

(2)意识障碍。

(3)脉搏＞100 次/分或不能触及。

(4)四肢湿冷，胸骨部皮肤指压阳性(再充盈时间＞2 秒)；皮肤花斑、黏膜苍白或发绀；尿量＜0.5 mL/(kg·h)或无尿。

(5)收缩压＜12.0 kPa(90 mmHg)。

(6)脉压＜4.0 kPa(30 mmHg)。

(7)原有高血压者收缩压较基础水平下降 30%以上。

凡符合(1)、(2)、(3)、(4)中的两项和(5)、(6)、(7)中的一项者，即可诊断为休克。

(三)休克动向的判断

正确判断患者当时处在休克的哪个阶段，向哪个阶段发展，对指导休克的临床处理及预后的估计是十分重要的。可从以下几方面观察判断休克的动向。

(1)神志与表情、呼吸与脉搏：患者初起反应兴奋，烦躁不安、意识尚清，后转为抑制，表情迟钝、淡漠、意识模糊，甚至昏迷，是休克加深、脑组织缺氧缺血加重表现。反之说明休克向好的方面转化。

(2)呼吸、脉搏、肢端温度、皮肤色泽、外周静脉充盈情况：呼吸浅促，呼吸困难，脉细无力，肢端皮肤湿冷，肤色紫蓝或出现瘀点、瘀斑，指压患者指甲的远端，甲床转红变慢均是休克加重的表现。

(3)尿量的观察：每小时测定 1 次，尿量＜25 mL/h，反映肾动脉痉挛。

(4)血流动力学的监测：平均动脉压、心排血量、中心静脉压、外周阻力、肺毛细血管嵌入压测定是休克动向观察的重要指标。

(5)凝血与纤溶象的观察：可用血小板计数、纤维蛋白原定量、凝血酶原时间、部分凝血酶时间、凝血时间、纤维蛋白降解产物来衡量微循环中有无弥散性凝血及其发展情况。

(6)溶酶及细胞内同工酶的活性测定：可反映溶酶体裂解情况及细胞坏死程

度，反映休克对重要组织脏器的损伤情况。

(7)血气分析及酸碱平衡的检测。

(8)血液生化、电解质的检查。

特别要重视休克的早期表现，观察到患者嘴唇及皮肤呈灰白色，遍体湿冷，出黏汗，面容痛苦而憔悴，言语正常至含糊，脉搏增加，血压正常或稍低，尿量稍减时，要严密观察救治，防范休克加重发展。

(四)鉴别诊断

1.低血压与休克的鉴别

注意体质性低血压及直立性低血压。

2.不同类型休克的鉴别

(1)低血容量性休克，有明显的内外出血或失液因素，有明显脱水征，CVP <0.05 kPa(5 cmH_2O)。

(2)感染性休克，有感染证据(急性感染、近期手术、创伤、传染病)，有感染中毒征象(寒战、高热、白细胞计数增高、异型核细胞增加)。

(3)心源性休克：有心脏病体征及临床表现，心电图异常等。

(4)过敏性休克，有明显致敏因素(如羊水栓塞、药物、生物剂品或毒虫叮咬等)，绝大多数骤然发病，除血压骤降外可有过敏性皮肤表现及呼吸系统症状，病情凶险。

(5)神经源性休克，有强的刺激因素(创伤、疼痛、手术麻醉)。

(五)妇产科休克的特点

妇科以失血和感染性休克多见，而产科则以失血和过敏性休克为主，或二者并存。孕妇发生休克可直接威胁母婴生命，但孕产妇大多年轻，血容量及血管外液多，胎盘分泌多量的类皮质激素，故对休克的耐受性较强，及时救治，休克可很快恢复。产科的病灶局限于子宫及附件，便于手术切除，及时紧急手术，预后多良好。此外，因孕产妇血液处于高凝状态，休克发生后，极易诱发 DIC 发生，要注意防范。孕产妇同时处于免疫过敏状态，因而休克时易引起急性肾衰竭。孕产妇各器官负担重，对药物的耐受量降低，临床用药要注意其肝、肾功能及药物代谢。

二、紧急救治原则

休克的救治原则首先是稳定生命指征，保持重要器官的微循环灌注和改善细胞代谢，并在此前提下进行病因治疗。

(1)一般措施:保持安静,少搬动。一般就地抢救,病情相对稳定后才上送或转科。垫高右侧腰臀部的半左侧卧位,以减轻子宫对腹主动脉和下腔静脉的压迫,防止发生仰卧位性低血压。进行心电、血压、呼吸、脉氧饱和度、胎心音的监测,血常规、血气、血生化、心电图、胸片及 CVP 等检查,留置导尿管、监测尿量,注意保暖。

(2)清除病因和恢复有效循环血容量,是治疗休克的两个主要方面,二者缺一不可。异位妊娠破裂出血休克时,手术时机选择是非常重要的,出血量不太多,原则上补充血容量,使休克得到初步控制后再进行手术处理。但若出血量大,不止住内出血,无法纠正休克,则应在积极补充血容量的同时,果断行手术止血。羊水栓塞引起的过敏性休克和凝血障碍所致的失血性休克,甚至心跳呼吸骤停时,及时正确 CRP 数分钟后无效,也只有在继续 CPR 的同时,采取左半侧卧位下剖宫产术,既可切断羊水等促凝物质进入母体的来源,防止羊水栓塞的进一步发展,又可增加孕母的心肺复苏成效及纠正休克。扩容是除心源性休克以外的各种休克治疗的共同措施,改善器官微循环灌注。补充液体有胶体及晶体两种,常用的胶体溶液有右旋糖酐-40、清蛋白、血浆及其代用品,必要时成分输血或输红细胞,以提高胶体渗透压达到扩容目的。晶体溶液以平衡液为主,提高功能性细胞外液容量,部分纠正酸中毒作用。关于补液的种类及其比例,应按休克的类型,临床表现的不同而有所不同,同时根据休克的监测指标调整补液量和速度,CVP 及血压是简便、客观的监测指标。在 CVP>12 cmH_2O 时,要警惕肺水肿的发生。

(3)纠正酸中毒,休克时常合并代谢性酸中毒,可根据血气分析、电解质、阴离子间隙等纠正酸中毒及电解质紊乱,有利于休克改善。

(4)血管活性药物的应用。在扩容后血压不稳定、休克症状未见缓解时应用。①多巴胺:5~20 μg/(kg·min)静脉滴注,重度休克时可用 20~50 μg/(kg·min)。②多巴酚丁胺:2.5~10.0 μg/(kg·min)静脉滴注,常用于心源性休克。③异丙肾上腺素:0.5~1.0 mg 加入 5%葡萄糖液 300 mL 静脉滴注,2~4 μg/min,用于心率缓慢或尖端扭转性室性心动过速。④去甲肾上腺素:稀释后 4~8 μg/min 静脉滴注,用于重感染性休克。⑤肾上腺素:应用于过敏性休克每次 0.5~1.0 mg,皮下或肌内注射后 0.25~0.50 mg 静脉注射,酌情重复。⑥间羟胺:15~100 mg 加入 500 mL 液体,100~200 μg/min 静脉滴注,与多巴胺联合应用。

(5)肾上腺皮质激素的应用,氢化可的松 300~500 mg/d 或地塞米松每次

2～20 mg，稀释静脉滴注，疗程 3～5 天。

(6)改善器官功能能量供应。

(7)防止并发症及重要器官功能障碍，急性肾衰竭；急性呼吸衰竭；脑水肿；DIC。

(8)抗生素应用。

(9)抗休克治疗某些进展。①阿片样物质拮抗剂，内源性阿片样物质以及β-内啡肽与休克关系密切，各种休克时其血中含量增加 5～6 倍，通过中枢阿片受体，抑制血管，使血压下降。纳洛酮为内源性阿片样物质特异拮抗剂，其结构与吗啡相似，能阻止吗啡样物质与阿片受体结合，拮抗 β-内啡肽效应，升高血压，增加左室收缩力，降低外周血管阻力，改善循环。②血栓素 A_2 合成酶抑制剂 PGI_2 可舒张血管，减少血小板聚集。③能量合剂与 Ca^{2+} 拮抗剂，可保护线粒体，阻止 Ca^{2+} 在小动脉平滑肌细胞跨膜内流而使血管扩张。④血管紧张素转化酶抑制剂(ACEI)，能使血管紧张素Ⅱ生成减少，减少血管收缩，醛固酮分泌，减轻交感神经缩血管效应，防止休克恶化。⑤抑肽酶是激肽酶释放酶抑制剂，对毛细血管通透性增加，血压下降，心功能降低及 DIC 等有抑制作用。⑥色甘酸钠可稳定溶酶体，防组胺释放，起抗休克作用。⑦自由基清除剂：休克时体内自由基增加，因而提出超氧化物歧化酶(SOD)还原型谷胱甘肽、维生素 C、辅酶 Q10、别嘌醇等自由基清除剂和抗氧化剂用于休克治疗。⑧感染性休克的免疫治疗：抗内毒素抗体、抗肿瘤坏死因子(TNF)抗体、血小板活化因子(PAF)拮抗剂。

病理产科中异位妊娠、前置胎盘、胎盘早期剥离、产后出血是引起产妇出血甚至休克的主要原因。

第二章 妇科急性炎症性疾病

第一节 急性非特异性外阴炎

急性非特异性外阴炎症主要指外阴的皮肤与黏膜的炎症。

一、病因

外阴暴露于外，又与尿道、肛门、阴道相邻，与外界接触较多，是性交、分娩及各种宫腔操作的必经之处，经常受到经血、阴道分泌物、恶露、尿液、粪便刺激，若不注意皮肤清洁可引起外阴炎；其次，糖尿病患者的糖尿刺激、粪瘘患者的粪便刺激以及尿瘘患者尿液的长期浸渍等，也可引起外阴炎。此外，穿紧身化纤内裤、经期使用卫生巾导致局部通透性差、局部潮湿等，均可引起非特异性外阴炎。有些患者因外阴瘙痒而抓挠，伤及大、小阴唇时，细菌易经抓挠的伤口入侵而致感染发炎。

二、发病机制

急性非特异性外阴炎多为混合感染，常见的病原菌有葡萄球菌、乙型溶血性链球菌、大肠埃希菌及变形杆菌等。

三、临床表现

炎症多发生于小阴唇或大阴唇，严重时可波及整个外阴部。外阴皮肤黏膜瘙痒、疼痛、烧灼感，于活动、性交、排尿及排便时加重。检查见外阴充血、肿胀、糜烂，常有抓痕。如毛囊感染可形成毛囊炎、疖肿、汗腺炎、外阴皮肤脓疱病等，严重者可形成溃疡或湿疹，甚至形成外阴部蜂窝组织炎、外阴脓肿、腹股沟淋巴结肿大等，致使行走不便。慢性炎症可使皮肤增厚、粗糙、皲裂，甚至苔藓样变，部分患者可有发热、白细胞计数升高等全身症状。

四、诊断

根据病史及临床所见，诊断不难，应同时检查阴道分泌物，了解是否由滴虫、念珠菌、淋病奈瑟菌、衣原体、支原体感染等引起；中老年患者应检查血糖及尿糖情况，了解有无糖尿病；年轻患者及幼儿检查肛周是否有蛲虫卵，以排除蛲虫引起的外阴部不适。在做妇科检查时，应注意阴道分泌物的颜色、气味及 pH，一般取阴道上、中 1/3 侧壁分泌物做 pH 测定及病原体检查，将分泌物分别放在盛有生理盐水和 10%氢氧化钾的两张玻片上，或将分泌物涂片染色做病原体检查。

五、治疗

治疗原则为重视治疗原发病；保持局部清洁、干燥；局部应用抗生素。

(一)病因治疗

积极寻找病因，针对不同感染选用相应的敏感药物；若发现糖尿病应及时治疗；若有膀胱阴道瘘、直肠阴道瘘应及时行修补术，修补前应先治疗外阴部炎症，以利于手术的顺利进行；由阴道炎、宫颈炎引起者则应对其治疗。

(二)局部治疗

急性期应卧床休息，避免性生活，停用引起外阴部激惹的药物及化妆品。可用 0.1%聚维酮碘或 1∶5 000 高锰酸钾坐浴，2 次/天，每次 15～30 分钟。坐浴后擦干，涂抗生素软膏或紫草油，如 1%新霉素软膏或金霉素、红霉素软膏，或敏感试验药软膏及可的松软膏(适当短期使用，不宜常规及长期使用)。也可选用中药水煎熏外阴部，1～2 次/天，如苦参、蛇床子、白藓皮、土茯苓、黄柏各 15 g，川椒 6 g。

(三)物理治疗

1.急性期

(1)紫外线疗法：局部紫外线照射，第一次用超红斑量(10～20 个生物剂量)，如炎症控制不满意，每天再增加 4～8 个生物剂量，急性期控制后可 1 次/2 天，直至痊愈。

(2)超短波治疗：可用单极法，距离 4～6 cm，无热量，每次 5～6 分钟，1 次/天，炎症控制后可改用微热量，每次 5～8 分钟，1 次/天。

(3)微波治疗：用圆形电极，距离 10 cm，电流 30～60 W，每次 5～6 分钟，

1 次/天或 1 次/2 天。

2.亚急性期

(1)超短波治疗:用单极、微热量每次 10～15 分钟,1 次/2 天,10～15 次为 1 个疗程。

(2)微波治疗:圆形电极,距离 10 cm,电流 90～100 W,每次 15 分钟,1 次/2 天。

(3)红外线疗法:距离 40 cm,每次 20～30 分钟,1 次/天,8～12 次为 1 个疗程。

(4)坐浴:用 1∶5 000 高锰酸钾,水温 40 ℃左右,每次 10～15 分钟,5～10 次为 1 个疗程。

六、预防

由于外阴部特殊的解剖结构,是各种病原体繁殖的良好温床,因此保持外阴部的清洁十分重要,女性应注意个人卫生,每天都要清洗外阴,要从前向后用流水清洗,先洗外阴再洗肛门,以免造成肛门处的水反流至外阴部,造成人为的污染。经常更换内裤,内裤以纯棉质量为好,并要松紧合适,保持局部的透气性和干燥。不要过分的擦洗外阴,以免引起人为的损伤导致感染。月经期应使用灭菌效果可靠的卫生巾,并经常更换,尤其是炎热的夏天。糖尿病患者应将血糖控制在理想的水平,避免尿糖的长期刺激。肥胖者及长时间坐位工作者更应注意预防本病。性生活的频度及力度要适度,同时性伴侣有尿道炎及女性月经期时尽量避免性生活,避免阴道损伤导致感染。

第二节　急性前庭大腺炎

急性前庭大腺炎是病原体侵入前庭大腺引起的炎症。

一、病因

前庭大腺位于两侧大阴唇后 1/3 深部,其直径为 0.5～1.0 cm,管长 1.5～2.0 cm,腺管开口于处女膜与小阴唇之间,在性交的刺激下分泌出黏液,起润滑作用。前庭大腺因其解剖部位的特点,在性交、流产、分娩或外阴不洁时易发生炎症。急性炎症发作时,病原体首先侵犯腺管,导致前庭大腺导管炎,腺管开口往往因肿胀或渗出物凝聚而阻塞,脓液不能外流、积存而形成脓肿,称为前庭大腺脓肿。此病育龄妇女多见，幼女及绝经后妇女少见。

二、发病机制

主要病原体为葡萄球菌、大肠埃希菌、链球菌、肠球菌。随着性传播疾病发病率的增加，淋病奈瑟菌及沙眼衣原体已成为常见病原体。此外还有厌氧菌，其中又以类杆菌最多见，类杆菌属正常阴道寄生菌，如阴道内菌群失调，即有可能变为致病菌。本病常为混合感染。

三、临床表现

急性前庭大腺炎多发生于一侧。初起时外阴局部肿胀、疼痛、灼热感，行走不便，有时会致大小便困难。检查见大、小阴唇下部皮肤发红、肿胀、发热、压痛明显，患侧前庭大腺开口处有时可见白色小点。如治疗不及时，局部肿块逐渐增大，直径可达 3～6 cm，初始质地较硬，疼痛加剧，数天后变软，触及波动感，形成脓肿。当脓肿内压力增大时，表面皮肤变薄，脓肿可自行破溃。若破孔大，可自行引流，患者自觉轻松，炎症较快消退而痊愈；若破孔小，引流不畅，则炎症持续不消退，并可反复急性发作。部分急性前庭大腺炎患者常伴有腹股沟淋巴结肿大、发热及白细胞计数升高等全身症状。

四、诊断

根据病史及临床所见诊断不难，外阴一侧肿大、疼痛、触之有包块，大小不一，可与外阴皮肤粘连或不粘连；当脓肿形成时，触之有波动感；如已有破口，挤压局部可见有分泌物或脓液流出；若为淋病奈瑟菌感染，脓液稀薄，呈淡黄色，患者可出现全身症状。

五、治疗

急性炎症发作时，需卧床休息，局部保持清洁。可取前庭大腺开口处分泌物行细菌培养及药物敏感试验，确定病原体及其对抗生素的敏感性，选用适合的抗生素。之前的经验性治疗常多选用广谱抗生素或联合用药。当有全身症状，发热、白细胞计数升高则多选用静脉滴注抗生素。常用的药物有头孢菌素类抗生素，第一代头孢菌素对革兰阳性球菌抗菌作用较强，第二代头孢菌素抗菌谱广，对革兰阴性菌的作用强于第一代头孢菌素但弱于第三代头孢菌素，第三代头孢菌素抗菌性能对革兰阴性菌的作用优于第二代，且某些药物对厌氧菌尤其是类杆菌有效。同时应用清热、解毒中药局部热敷或坐浴，如蒲公英、紫花地丁、金银花、连翘等。

如急性炎症尚未化脓，则用抗生素促其症状逐渐好转、吸收；一旦脓肿形成后需行切开引流术，放置引流条，每天换药。如反复发作的前庭大腺脓肿或前庭大腺囊肿影响性交、行走，可行前庭大腺囊肿造口术或前庭大腺囊肿剥除术。现多行前者术式，其方法简单、损伤小、术后可保留腺体功能。近年也有采用激光做囊肿造口术的，效果良好，术中无出血，无需缝合，术后不用抗生素，局部无瘢痕形成并可保留腺体功能。也有介绍对一些小囊肿或反复复发的囊肿行局部穿刺抽液，再向囊腔中注入无水乙醇，停留约 15 分钟后抽出，也有部分见效。

六、预后

因广谱抗生素的应用，本病预后良好。前庭大腺脓肿单纯切开引流只能暂时缓解症状，切口闭合后，仍有可能形成囊肿或反复感染。前庭大腺囊肿是因前庭大腺管开口部阻塞，分泌物积聚于腺腔而形成囊肿，阻塞的原因：①前庭大腺脓肿消退后，腺管阻塞，脓液吸收后，被黏液分泌物所取代；②腺腔内的黏液浓稠或先天性腺管狭窄，分泌物排出不畅；③非特异性炎症阻塞、分娩时会阴与阴道裂伤后瘢痕阻塞腺管口，或会阴侧切术损伤腺管。前庭大腺囊肿可继发感染形成脓肿反复发作。

七、预防

前庭大腺具有分泌功能，腺管开口必须保持通畅才能使分泌的黏液及时排出，如果腺管或开口堵塞，就会使黏液淤积，形成囊肿，加上局部不卫生，病原体侵犯腺管，形成前庭大腺炎和前庭大腺脓肿。因此，应穿棉质内裤，避免穿紧身化纤内裤，减少卫生护垫使用，经常清洗外阴，保持局部清洁和干燥。

第三节　急性宫颈炎

急性宫颈炎是常见的女性下生殖道炎症。正常情况下，宫颈具有多种防御功能，包括黏膜免疫、体液免疫及细胞免疫，是阻止下生殖道病原体进入上生殖道的重要防线。

一、病因

宫颈介于子宫体和阴道之间，由于其所处的解剖位置很容易受阴道内病原体的感染，发生阴道炎后，容易逆行感染。急性宫颈炎多见于分娩或剖宫产后的宫颈损伤以及人工流产术、宫颈手术、宫腔操作时扩张宫颈引起的损伤，病原体进入损伤部位而发生的感染。此外，医源性因素，如产道内遗留纱布、不适当的使用高浓度的酸性或碱性药液冲洗阴道等均可引起急性宫颈炎。个别患者对避孕套或避孕膜过敏，也可引起宫颈炎症。

宫颈管单层柱状上皮抗感染能力较差，易发生感染。宫颈炎症包括宫颈阴道部炎症及宫颈管黏膜炎症。因宫颈阴道部鳞状上皮与阴道鳞状上皮相延续，阴道炎症也可引起宫颈阴道部炎症，临床多见的宫颈炎是宫颈管黏膜炎。若宫颈管黏膜炎症得不到及时彻底治疗，可引起上生殖道炎症。

二、发病机制

(一)性传播疾病病原体

淋病奈瑟菌及沙眼衣原体，目前这两种病原体引起的急性宫颈炎为黏液脓性宫颈炎(mucopurulent cervicitis，MPC)，其特点是在子宫颈管见到，或宫颈管棉拭子标本上见到脓性或黏液脓性分泌物，擦拭宫颈管时，容易诱发宫颈管内出血。淋病奈瑟菌还常侵袭尿道移行上皮、尿道旁腺及前庭大腺。

(二)内源性病原体

部分宫颈炎与细菌性阴道病、生殖道支原体感染有关，还有一些病原体可为葡萄球菌、链球菌、大肠埃希菌以及滴虫、真菌等。部分患者的病原体不清楚。有些病原体侵入宫颈较深，可通过淋巴管引起急性盆腔结缔组织炎。

三、病理

急性宫颈炎时肉眼可见宫颈红肿，宫颈黏膜水肿，镜下可见血管充血，宫颈黏膜及黏膜下组织、腺体周围见大量中性粒细胞浸润，腺腔内见脓性分泌物，并可由子宫颈口流出。

四、临床表现

大部分患者无症状。有症状者主要表现为阴道分泌物增多，呈黏液脓性，阴道分泌物刺激可引起外阴瘙痒及灼烧感。此外，可出现经间期出血，性交后出血等症状。若合并尿路感染，可出现尿急、尿频、尿痛。妇科检查见宫颈充血、水肿、黏膜外翻，有黏液脓性分泌物附着在宫颈处甚至从宫颈管流出，宫颈管黏膜质脆，容易诱发出血，宫颈触痛。若为淋病奈瑟菌感染，由于尿道旁腺、前庭大腺受累，亦可见尿道口、阴道口黏膜充血、水肿以及多量脓性分泌物。

五、诊断

(一)具备一个或两个特征性体征

(1)在宫颈管或在宫颈管棉拭子标本上,肉眼见到脓性或黏液脓性分泌物。

(2)用棉拭子擦拭宫颈管时,容易诱发宫颈管内出血。

(二)中性粒细胞检测

可检测宫颈管分泌物或阴道分泌物中的白细胞,后者需排除引起白细胞计数增高的阴道炎症。

1.宫颈管分泌物涂片检查

中性粒细胞>30/高倍视野(40×)。

2.阴道分泌物涂片检查

中性粒细胞>10/高倍视野(100×)。

(三)病原体检测

应做衣原体、淋病奈瑟菌、细菌性阴道病及滴虫性阴道炎等的检查。

1.淋病奈瑟菌常用检测方法

(1)分泌物涂片革兰染色:查找中性粒细胞内有无革兰阴性双球菌。由于宫颈分泌物涂片查淋病奈瑟菌的敏感性、特异性差,不推荐作为女性淋病的诊断方法。

(2)淋病奈瑟菌培养:诊断淋病的金标准方法,要求送检及时,培养条件要求比其他细菌高。

(3)核酸检测:核酸杂交及核酸扩增,尤其核酸扩增方法诊断淋病奈瑟菌感染的敏感性及特异性高。

2.检测沙眼衣原体常用的方法

(1)衣原体培养:因其方法复杂、培养条件要求高,阳性率低,临床少用。

(2)酶联免疫吸附试验检测沙眼衣原体抗原:临床常用的方法。

(3)核酸检测:包括核酸杂交及核酸扩增,尤以后者为检测衣原体感染敏感、特异的方法。但应做好质量控制,避免污染引起的假阳性。

由于宫颈炎也可以是上生殖道感染的一个征象,因此,对宫颈炎患者应注意除外有无上生殖道感染。

六、治疗

主要为抗菌药物治疗。有性传播疾病高危因素的患者,尤其是年轻女性,在未获得病原体检测结果前可给予经验治疗，如大环内酯类的阿奇霉素 0.5 g，口服，1 次/天，连服 3～5 天。或四环素类的多西环素 100 mg，2 次/天，连服 10～14 天。获得病原体检测结果后，应针对病原体选择敏感抗菌药物。

(1)单纯急性淋病奈瑟菌性宫颈炎：主张大剂量给药，常用药物有第三代头孢菌素，如头孢曲松钠 1～2 g，静脉注射，2 次/天，连用 3 天，或头孢克肟 200 mg，静脉注射，1 次/天，连用 3 天；氨基糖苷类的大观霉素 2 g，单次肌内注射，也有学者主张女性给予 4 g，单次肌内注射。

(2)沙眼衣原体性宫颈炎：治疗药物主要有四环素类，如多西环素 100～200 mg，2 次/天，连服 10～14 天；大环内酯类，主要有阿奇霉素 0.5 g，口服，1 次/天，连服 3～5 天，或红霉素 250～500 mg，3～4 次/天，连服 7～14 天；喹诺酮类，主要有氧氟沙星 400 mg，2 次/天，连服 7 天；左氧氟沙星 500 mg，1 次/天，连服 7 天。由于淋病奈瑟菌感染常伴有衣原体感染，因此，若为淋菌性宫颈炎，治疗时除选用抗淋病奈瑟菌药物外，应同时应用抗衣原体感染药物。

(3)对于合并细菌性阴道病者应同时治疗，否则将导致宫颈炎持续存在。

(4)随访：治疗后症状持续存在者，应告知患者随诊。对持续性宫颈炎症，需了解有无再次感染性传播疾病，性伴侣是否已进行治疗，阴道菌群失调是否持续存在。对无明显病因的持续性宫颈炎症，尚无肯定有效的治疗方法。

七、预后

大部分患者经过及时、正规的抗生素治疗后，可得到痊愈，但也有部分患者急性宫颈炎未治疗或治疗不彻底而转变为慢性宫颈炎。急性宫颈炎之所以有转为慢性子宫颈炎的倾向，主要是由于子宫颈黏膜皱襞繁多，腺体呈葡萄状，病原体侵入腺体深处后极难根治，导致病程反复、迁延而成为慢性感染病灶。部分患者可无急性宫颈炎病史，直接表现为慢性宫颈炎。

八、预防

注意个人卫生，避免各种原因引起的宫颈损伤；在机体抵抗力低下时，注意避免病原体侵入宫颈导致感染。此外，避免不适当的使用高浓度的酸性或碱性药液冲洗阴道，对避孕套或避孕膜过敏的患者，可酌情选择其他的避孕方式。积极治疗各种阴道炎症及上生殖道的感染，减少邻近组织炎症蔓延至宫颈。

第四节 急性子宫内膜炎

急性子宫内膜炎是盆腔炎症性疾病(pelvic inflammatory disease,PID)中常见的类型,多与子宫体部的炎症并发。

一、病因

急性子宫内膜炎多发生于产后、流产后、剖宫产后以及宫腔手术后。由于产后胎盘剥离面、流产及剖宫产后的创面、创口以及宫腔操作时细菌的侵入而发生感染。妇女在月经期、身体抵抗力低下时性交,或在不适当的情况下(如宫腔或其他部位的脏器已有感染)行刮宫术、宫颈糜烂的物理治疗,输卵管通液或造影等,均有可能发生急性子宫内膜炎。病原体最常见者为链球菌、葡萄球菌、大肠埃希菌、淋病奈瑟菌、衣原体及支原体、厌氧菌等,并常伴有盆腔其他器官的炎症及腹膜炎。

二、发病机制

病原体经过外阴、阴道、宫颈或子宫创伤处的淋巴管侵入子宫内膜;也可沿生殖道黏膜逆行蔓延而上;结核性子宫内膜炎多是结核菌先感染其他系统;再经血液循环进入子宫内膜,盆腔其他脏器的炎症也可直接蔓延至内生殖器,如阑尾炎等。

三、病理

子宫内膜充血、水肿,有炎性渗出物,可混有血,也可为脓性渗出物(多见于淋菌感染);重症子宫内膜炎时内膜呈灰绿色,坏死,见于放射治疗(简称放疗)后。镜下见子宫内膜有大量多核白细胞浸润,细胞间隙内充满液体,毛细血管扩张,严重者细胞间隙内见大量细菌。内膜坏死脱落,形成溃疡。

四、临床表现

(一)下腹痛

急性炎症时局部组织充血、水肿、炎性渗出物积聚、粘连,盆腔组织张力增加,加上细菌、毒素及各种炎症化学致痛物质如乙酰胆碱、缓释肽、5-羟色胺、前列腺素及组胺等作用于盆腔脏器神经末梢,引起弥散的、定位不准确的内脏痛。

可表现为下腹正中痛、下腹坠胀感等，疼痛可向双侧大腿放射，可持续、间断，活动或性交后加重。衣原体感染主要表现为轻微下腹痛，久治不愈。

(二)发热

病原体及其代谢产物或炎性渗出物等外源性致热原，在体内作用于中性粒细胞、单核细胞及巨噬细胞，使其产生并释放内源性致热原而引起发热。由于感染的病原体不同，发热的类型和特点不同。淋病奈瑟菌感染起病急骤，体温可高达 38 ℃以上。衣原体感染高热不明显，但可长期持续低热。

(三)阴道分泌物增多

可有白带增多，白带可呈水样、黄白色、脓性，或混有血，如为厌氧菌感染，则分泌物带有恶臭味。

(四)全身感染症状

若病情严重可有寒战、高热、头痛、食欲缺乏等全身症状。若并发腹膜炎时，可出现恶心、呕吐、腹胀等消化系统症状，或伴发泌尿系统及直肠刺激症状。

(五)其他

发生在产后、剖宫产后或流产后者则恶露长时间不净。如炎症扩散至子宫肌层或输卵管、卵巢、盆腔结缔组织等，症状可加重，体温可高达 39～40 ℃，下腹痛加剧，白带增多等。体检子宫可增大、压痛，有全身体质衰弱等现象。

五、妇科检查

可见宫颈内有大量脓性分泌物流出，阴道后穹隆明显触痛；如合并盆腔积液，阴道后穹隆可能饱满。如有宫颈充血、宫颈举痛等体征及阴道后穹隆波动感，提示可能并发盆腔脓肿。双合诊检查子宫体有压痛，活动受限，子宫两侧压痛，合并宫旁结缔组织炎时，可触及一侧或两侧宫旁组织片状增厚，或两侧宫骶韧带高度水肿、增粗、压痛明显。

六、诊断

所有 PID 的诊断都应结合病史、临床症状体征和实验室检查综合评价，PID 的最低诊断标准：宫颈举痛；子宫压痛；附件压痛。若必须 3 项同时具备，则可能因诊断标准提高而导致诊断敏感性下降，若符合 3 项中的 1 项，并有下生殖道感染的征象，则诊断的敏感性明显增加。PID 的附加标准：①体温超过 38.3 ℃；②宫颈或阴道的黏液性、脓性分泌物增加；③阴道分泌物生理盐水涂片见白细胞；④红细胞沉降率升高；⑤C 反应蛋白升高；⑥实验室证实的宫颈淋病奈瑟菌或衣原体阳性。除上述标准外，如行子宫内膜活检，则能明确诊断，但在急性炎症时活检有造成炎症扩散的风险，因此应严格把握指征，在足够抗感染治疗的基础上进行操作。

诊断中应注意：①大多数患者均有宫颈黏液脓性分泌物或阴道分泌物镜检白细胞增多；②如宫颈分泌物外观正常，且阴道分泌物镜检无白细胞，则急性子宫内膜炎诊断成立的可能性不大，应考虑其他可能引起下腹痛的病因；③如有条件应积极寻找致病微生物。

B 超对急性子宫内膜炎的诊断也有一定的意义；对于男性性伴的尿道分泌物做直接涂片染色或培养淋病奈瑟菌，如发现阳性，有助于女性盆腔炎的诊断；阴道后穹隆穿刺对于急性子宫内膜炎并不是常规检查，但对于诊断有困难的患者，或合并 PID 者可用此方法协助诊断，将抽出的液体进行涂片及培养，协助寻找病原体。

七、鉴别诊断

(一)急性阑尾炎

患者多表现为转移性右下腹痛伴恶心呕吐、腹泻、发热，多无停经、阴道流血及休克表现，白细胞计数升高，血红蛋白检查无下降，阴道后穹隆穿刺及人绒膜促性腺激素 β 亚单位(β-HCG)阴性，B 超检查子宫附件区多无异常回声，麦氏点压痛明显。

(二)卵巢囊肿蒂扭转或破裂

患者可有卵巢囊肿病史，突发性一侧下腹疼痛，多无停经、阴道流血及休克表现，体温正常或稍高，宫颈举痛，附件区可扪及包块及压痛，白细胞计数稍高，血红蛋白正常，阴道后穹隆穿刺及 β-HCG 阴性，B 超检查一侧附件区见低回声包块，边缘清晰。

(三)异位妊娠

患者多有停经、不规则阴道流血及腹痛表现，休克程度与外出血不成正比，体温正常或稍高，宫颈举痛，一侧附件区可扪及包块及压痛，阴道后穹隆饱满，白细胞计数正常或稍高，血红蛋白下降，阴道后穹隆穿刺可抽出不凝血，β-HCG 多为阳性，B 超检查一侧附件区有大小不等的低回声包块，有的内部可见到妊娠囊或胎心。

(四)卵巢黄体破裂

患者多无停经史，在月经后半期突发一侧下腹疼痛，不一定伴阴道流血，无或有轻度休克表现，体温正常，检查一侧附件区或全下腹压痛，白细胞计数正常或稍高，血红蛋白下降，阴道后穹隆穿刺可抽出不凝血，β-HCG 阴性，B 超检查可见一侧附件有低回声区。

八、治疗

采用全身治疗及局部治疗结合的综合治疗方法。

（一）全身治疗

较重要，需卧床休息，给予高蛋白饮食，保持室内通风，体位以头高脚低位为宜，以利于宫腔分泌物的引流。

（二）抗生素治疗

治疗原则：经验性、广谱、及时、个体化。在药敏试验未出前可给予广谱抗生素，甲硝唑类对厌氧菌有效。药敏试验结果得出后，可更换敏感药物。

1.门诊治疗

若患者一般情况好，症状轻，能耐受口服抗生素，并有随访条件，可在门诊给予抗生素治疗。常用方案如下。

(1)氧氟沙星 400 mg，口服，2 次/天，或左氧氟沙星 500 mg，口服，1 次/天，不良反应严重者可用 200 mg，口服，2 次/天；并加服甲硝唑 400 mg，3 次/天，连用 14 天。

(2)头孢曲松钠 1～2 g，静脉滴注，2 次/天；或头孢西丁钠 2 g，静脉滴注，2 次/天；可同时口服丙磺舒 1 g，然后改为多西环素 100～200 mg，2 次/天，连用 14 天，可加服甲硝唑 400 mg，2 次/天，连用 14 天；或选用第三代头孢菌素与多西环素、甲硝唑合用。头孢唑林 3～4 g，静脉滴注，2 次/天，疗程 10～14 天。

2.住院治疗

国外对急性子宫内膜炎的患者多采用住院治疗，以解除症状及保护输卵管功能。在国内，若患者一般情况差，病情严重，伴有发热、恶心、呕吐，或伴有盆腔腹膜炎，门诊治疗无效，或不能耐受口服抗生素，或诊断不清，均应住院治疗。常用方案如下。

(1)第二、第三代或相当于第二、第三代头孢菌素的药物，静脉滴注，1 次/12 小时或1 次/8 小时；对头孢菌素类过敏者，可换用林可霉素，300～600 mg，3 次/天，加多西环素 100 mg，2 次/天，静脉滴注或口服；对不能耐受多西环素者，可用阿奇霉素替代，500 mg，1 次/天或 2 次/天，连用 3～5 天。

(2)克林霉素与氨基糖苷类药物联合：克林霉素 900 mg，2 次/天，静脉滴注，合用阿米卡星,0.4～0.6 g,静脉滴注,2 次/天,连用 14 天。如患者肾功能不全,可采用肾毒性较小的氨基糖苷类的依替米星或奈替米星,用法为 0.1 g,静脉滴注,2 次/天。

(3)喹诺酮类与四环素类药物联合:氧氟沙星 400 mg,静脉滴注,2 次/天;或左氧氟沙星 500 mg,静脉滴注,1 次/天。多西环素 200 mg,2 次/天,连服 14 天。

(4)青霉素类与四环素类药物联合,氨苄西林/舒巴坦 3 g,静脉滴注,2～3 次/天,加用多西环素 200 mg,2 次/天,连服 14 天。

3.性伴侣治疗

对 PID 患者出现症状前 60 天内接触过的性伴侣进行检查和相应治疗;对由淋病或沙眼衣原体感染引起的 PID 者,其男伴常无症状;女性患者在治疗期间应避免无保护屏障(安全套)的性交。

子宫内膜炎一般不行手术治疗以免严重扩散,但如宫腔内有残留物,或宫颈引流不畅,宫腔内分泌物滞留,或老年妇女宫腔积脓时,需在给大量抗生素、病情稳定后,清除宫腔残留物,或取出宫内节育器,或扩张宫颈使宫腔分泌物引流通畅,尽量不做刮宫。

九、预后

如能够及时准确地诊断、积极有效地治疗,加上宫颈开放,宫腔分泌物引流通畅,易于治愈。但如果诊断治疗不及时或治疗不规范,炎症也可继续加重,并形成子宫肌炎及输卵管卵巢炎、盆腔腹膜炎,甚至败血症、脓毒血症,严重时可危及生命。病变也可迁延不愈形成慢性子宫内膜炎,或因宫颈口肿胀、引流不畅形成子宫腔积脓。

十、预防

合理膳食,适当锻炼,增强体质;避免不洁性行为及多个性伴侣;行宫腔操作时严格无菌操作。

第五节　急性出血性输卵管炎

急性出血性输卵管炎是输卵管炎的一种特殊类型,是输卵管间质层出血,血液突破黏膜层进入管腔,甚至由伞端流入腹腔,引起的腹痛和腹腔内出血。由于其无特征性症状及体征，临床医师对其缺乏认识，故极易误诊。根据国内统计结果，近10年本病的发生率呈明显上升趋势，已跃居妇科急症的第四位，其发病率为3%～5%，因本病临床表现酷似输卵管异位妊娠，所以术前误诊率较高。但只要提高对此病的认识，详细询问病史，结合临床症状、体征及辅助检查，误诊是可以避免的。

一、病因

目前出血性输卵管炎的确切病因尚不清楚，因输卵管与宫腔相通，阴道或宫腔内的感染就成为盆腔继发感染的导火索。本病易发生于人工流产术后，分娩后或上、取宫内节育器，输卵管通液等宫腔操作术后，故认为可能为某些病原体，特别是厌氧菌或病毒等一些存在于生殖道中的条件致病菌，在特定情况下致病所导致的。

导致出血性输卵管炎的高危因素：①各种宫腔操作时，宫颈有轻度扩张或裂伤，黏液栓消失；②流产后或产褥期女性生殖道抗感染能力减弱，阴道正常酸性环境因阴道流血或恶露而改变，正常的子宫内膜剥脱后，宫腔表面裸露，扩张的血窦及凝血块成为良好的细菌培养基；③产褥期复旧过程中的子宫抗感染能力也较弱；④月经期、产褥期卫生不良或有性生活，细菌极易经黏膜上行，病原体即可侵入输卵管。

二、发病机制

各种病原体通过淋巴管经宫壁到达附件，或直接由黏膜蔓延进入输卵管，引起输卵管黏膜血管扩张、淤血、肿胀，白细胞大量入侵，黏膜极度充血，可见含有大量红细胞的渗出液，因此得名出血性输卵管炎。

三、病理

镜下见输卵管管壁和黏膜充血、水肿、出血、坏死、炎症细胞浸润，以中性粒细胞为主，少数见淋巴细胞。

四、临床表现

急性出血性输卵管炎多以急性腹痛、腹腔内出血为临床特征。此病与异位妊娠的临床表现极其相似，腹痛部位常位于一侧下腹部，为阵痛或撕裂样疼痛，常伴有肩胛部放射性痛或肛门坠胀感，还可伴有恶心、呕吐、阴道不规则出血等症状；当内出血较多时，可刺激腹膜，疼痛可扩散至全腹；并伴有心慌、晕倒、血压下降、面色苍白、大汗淋漓等失血性休克的症状。

由于此病为感染性疾病，大多数患者均有发热及白细胞计数升高等全身症状。患者可出现轻到中度发热，个别伴有化脓性炎症的患者可出现高热。体格检查可有下腹或全腹压痛、反跳痛。妇科检查可有不同程度的宫颈举痛，子宫大小正常，附件区增厚、压痛。当病程较长时，输卵管与周围组织器官发生粘连时，可触及附件区包块。

五、诊断

(1)患者多有人工流产、分娩史，无明显附件炎病史及停经史。

(2)妇科检查：附件一侧或双侧增厚，有压痛，多无包块。

(3)血常规检查：白细胞及中性粒细胞计数常同时高于正常值，偶可伴发热，尿 HCG 测定为阴性。

(4)B 超检查可见患侧附件增粗，无胎囊、胎芽反射。

(5)术中或腹腔镜下发现输卵管红肿、增粗、活动性出血，而未见异位妊娠迹象，腹腔积血多数少于 200 mL。

(6)起病不如异位妊娠急骤，少有贫血貌；一般不出现休克。腹部无移动性浊音。阴道后穹隆穿刺多为淡红色或血水样液体，无陈旧性或暗红色血液。其中，无停经史但有宫腔操作史是诊断急性出血性输卵管炎的重要依据。

六、鉴别诊断

急性出血性输卵管炎因临床症状无特异性，临床上极易误诊为异位妊娠、急性阑尾炎、卵巢黄体破裂、卵巢囊肿蒂扭转或破裂等。

七、治疗

急性出血性输卵管炎一般以保守治疗为主。治疗原则为止血、抗感染。诊断困难者，应在积极抗炎治疗的同时，密切观察病情，24 小时病情无改善，或者出现血压下降、休克、内出血多时应及时剖腹检查，手术止血。而腹腔镜检查可直视病灶的形态、大小，确定腹腔内出血的来源，对诊断困难而一般情况良好的患者，可大大提高诊断准确率，并同时治疗。

(一)一般支持及对症治疗

绝对卧床，半卧位以利引流及炎症局限。多饮水及进食高热量易消化的半流质饮食。高热时应补液，防止脱水及电解质紊乱，对烦躁不安的患者可给予镇静剂及止痛药。

(二)抗感染治疗

可根据阴道后穹隆穿刺液的涂片检查、培养及药敏结果，选用抗生素，之前可先经验用药，可静脉滴注广谱抗生素如头孢菌素、阿米卡星、甲硝唑等，用药原则为大剂量、长疗程。有效治疗的标志是症状、体征逐渐好转，一般 48～72 小时内见效，所以不要轻易更换抗生素。

(三)手术治疗

手术方式应综合考虑患者的病情、年龄、生育要求等。对无生育要求的患者，行患侧输卵管切除；有生育要求的患者，多可保留输卵管，如遇活动性出血，可采用扎紧输卵管峡部及输卵管系膜 5～10 分钟，然后放松的止血方法，大多数病例可停止出血。保留输卵管对未生育者意义重大，不应轻易放弃，只有在各种止血方法失败时，才考虑行输卵管切除。因本病出血是炎症所致，故腹腔积血不宜回输。术中抗生素冲洗腹腔，感染严重的可放置引流条，术后给予足量有效的抗生素治疗。

八、预后

大多数出血性输卵管炎的患者经积极有效的药物或手术治疗，预后良好；因本病危及生命的情况相对较少见，但许多有生育要求的患者可能因误诊、治疗不及时或术中止血困难而行输卵管切除。

九、预防

避免过度劳累、过度性交、月经期性交等可能诱发感染的因素，注意个人卫生，强调合理膳食及适当的体育锻炼，增强体质。

第三章 妇科急性下腹痛相关疾病

第一节 盆腔炎性疾病

盆腔炎性疾病是指女性上生殖道及其周围组织的炎症，主要包括子宫内膜炎、输卵管炎、输卵管卵巢脓肿、盆腔腹膜炎。美国疾病控制和预防中心(centers for disease control and prevention，CDC)将其定义为盆腔炎性疾病(pelvic inflammatory disease，PID)。PID 是多种微生物通过宫颈上行感染进入宫腔，输卵管或腹膜腔所致的炎性疾病。盆腔炎性疾病是导致妇科急腹症的病因之一，其中以急性盆腔腹膜炎或合并输卵管积脓、输卵管卵巢脓肿的病理类型最为常见。在美国，每年有1.5 万妇女患 PID，每年至少需要花费 10.6 亿美元医治。PID 是影响年轻女性(15～25 岁)最常见的感染性疾病，PID 不仅折磨患者本人，也会对患者的家庭带来毁灭性的影响，对 DID 进行及时、规范的治疗，是防止不孕、异位妊娠和慢性盆腔疼痛等后遗症发生的有效措施。

一、危险因素及病因

PID 发病的危险因素包括性传播疾病、既往有 PID 病史、过早性生活、多性伴及酗酒等。对于城区的青少年还应注意以下发病的危险因素：如高危性伴侣(包括多性伴或有性传播疾病史)、曾经被儿童福利院收容、或被虐待或强奸的女性患者。

PID 病因不明确，但最常见的病因是阴道正常菌群中的需氧菌及厌氧菌的混合感染。性传播的病原体有支原体、衣原体、淋病奈瑟菌等，多为混合感染。PID 与性传播疾病关系密切，在发达国家 94%的盆腔炎发生与性传播疾病(sexually transmitted disease，STD)有关。

PID感染途径：链球菌、大肠埃希菌、厌氧菌多经淋巴系统蔓延；淋病奈瑟菌、衣原体及葡萄球菌多沿生殖道黏膜直接蔓延；结核分枝杆菌多经血行传播。

二、病理

(一)急性输卵管炎

1.输卵管黏膜炎

输卵管黏膜肿胀，间质水肿、充血伴大量中性粒细胞浸润，疾病继续进展可使输卵管上皮发生退行性变或成片脱落，输卵管黏膜粘连，从而使其管腔及伞端闭锁，当有脓液积聚时形成输卵管积脓。

2.输卵管间质炎

炎症侵犯输卵管浆膜层及肌层，黏膜层不受累，管腔因肌壁增厚受压变窄，但仍通畅。

(二)脓肿

输卵管受炎症侵犯后其伞端与卵巢粘连形成输卵管卵巢炎，当炎症细胞通过排卵破裂口侵入卵巢实质时，可形成卵巢脓肿；若与输卵管积脓粘连并穿通时，则形成输卵管卵巢脓肿。

(三)急性盆腔腹膜炎

盆腔腹膜充血、水肿，伴有含纤维素的渗出液，形成盆腔粘连，盆腔脓肿，严重时盆腔脓肿破裂引起弥漫性腹膜炎，患者有典型的腹膜刺激征。

(四)急性子宫内膜炎

子宫内膜充血、水肿，有炎性渗出物，可混有血，也可有脓性渗出物(多见于淋菌感染)；重症子宫内膜炎内膜呈灰绿色，坏死。

(五)急性盆腔结缔组织炎

局部组织出现水肿、充血，并有多量白细胞及浆细胞浸润，炎症可通过淋巴向输卵管、卵巢或髂窝处扩散，由于盆腔结缔组织与盆腔内血管接近，可引起盆腔血栓性静脉炎。如阔韧带内已形成脓肿未及时切开排脓引流，脓肿可向阴道、膀胱、直肠自行破溃，高位脓肿也可向腹腔破溃引起弥漫性腹膜炎，脓毒症使病情急剧恶化。

三、临床表现

PID的不同病理类型可有不同的临床表现，包括下腹痛、性交痛、发热、背痛、呕吐，同时伴有下生殖道感染的症状，如阴道异常分泌物或出血，瘙痒和异味等。部分患者症状轻微或没有症状。PID 引起的急腹症有以下特点：急性中毒症状表现，如高热、寒战；下腹压痛伴或不伴反跳痛；宫颈举痛，宫体或附件区压痛；宫颈口分泌脓性分泌物或培养出致病菌；后穹隆穿刺抽出脓性液。以下为 PID 不同病理类型腹痛表现。

(一)出血性输卵管炎

下腹痛伴肛门坠胀感，腹痛开始于腹部一侧，以后全下腹呈持续性疼痛，腹痛至就诊时间从数小时至 10 天不等，平均 48 小时。下腹压痛，反跳痛，严重者表现为腹部移动性浊音阳性，宫颈举痛，后穹隆触痛，附件触痛或有增粗或包块。

(二)盆腔脓肿

急性腹痛占 89%，慢性腹痛占 19%。盆腔检查提示明显下腹压痛和宫颈举痛，有时子宫一侧可扪及明显包块或子宫直肠隔上端扪及包块，可有波动感，并有明显触痛。

(三)急性子宫内膜炎

下腹痛可向双侧大腿放射，疼痛程度根据病情而异。

(四)急性输卵管炎与盆腔腹膜炎

因病性及病变范围大小，而表现的症状不同，轻者可以症状轻微或无症状。重症者可有发热及下腹痛，下腹痛可与发热同时发生，为双侧下腹部剧痛，或病变部剧痛，由于炎症的刺激，少数患者也可有膀胱及直肠刺激症状如尿频、尿急、腹胀、腹泻等。妇检提示阴道穹隆有触痛，宫颈举痛，子宫增大，压痛，活动受限，双侧附件有增厚，或触及包块，压痛明显。下腹部剧痛常拒按，或一侧压痛，摆动宫颈时更明显，炎症波及腹膜时呈现腹膜刺激症状。

(五)急性盆腔结缔组织炎

炎症初期，除发热、下腹痛外，常见直肠、膀胱压迫症状如便意频数、排便痛、恶心、呕吐、排尿痛、尿意频数等症状。在发病初期，子宫一侧或双侧有明显的压痛与边界不明显的增厚，增厚可达盆壁，子宫略大，活动性差，压痛，一侧阴道或双侧阴道穹隆可能触及包块，包块上界常与子宫底平行，触痛明显。如已形成脓肿则脓肿向下流入子宫后方，阴道后穹隆常触及较软的包块，且触痛明显。

四、诊断

PID 引起急腹症的诊断往往有明显的诱因及典型的发病经过，多数病例诊断不困难。但对于不典型病例，因感染的部位可以一个部位或多个部位同时感染导致症状和体征不典型，再加上微生物学诊断的不可靠性，有时诊断困难。

(一)血常规、温盐水涂片和血沉 3 项检查

有研究提示：阴道分泌物盐水涂片检查未见白细胞可能排除 90%以上的子宫内膜炎，其阴性预测值为 94.5%。临床上采用血常规、温盐水涂片和血沉 3 项检查来诊断急性 PID 或上生殖道感染，但单项检查的敏感度和特异度不高。因此，临床上可以采用上述 3 项检测作为排除上生殖道感染的参考指标。但是，因为血沉检查不能立即得出结果，所以，临床上对于怀疑 PID 的患者，应立刻治疗。

(二)支原体和衣原体检测

有下生殖道感染的患者，所有临床诊断为 PID 的患者除了有下生殖道感染外，对于下腹痛或性交痛的患者都应用窥阴器检查，取分泌物进行支原体和衣原体的检测，并进行双合诊。当特殊情况无法行盆腔检查时，尿液标本检测支原体和衣原体对于诊断下生殖道感染有一定的参考价值。

(三)淋病奈瑟菌的检测

可尿道或宫颈脓性分泌物涂片直接找淋病奈瑟菌，但涂片对女性检出率低，有假阴性，必要时应做培养或糖发酵及荧光抗体检查加以确诊。对淋病奈瑟菌培养阴性，但病史和体征可疑者，亦可用聚合酶链反应检测淋病奈瑟菌 DNA，还可用直接免疫荧光试验协助确诊。

(四)影像学检查

急性盆腔炎的影像学检查包括阴道超声检查、计算机 X 线体层摄影术和磁共振成像(MRI)。

1.典型阴道超声表现

输卵管管壁增厚超过 5 mm，管壁内不完全中隔，道格拉斯陷凹积液，齿轮征(输卵管横切面)。阴道超声可以诊断输卵管卵巢脓肿。彩色多普勒的血流指数和搏动指数对急性盆腔炎的诊断敏感度较高。

2.计算机 X 线体层摄影图像

盆腔筋膜轻微改变，子宫骶骨韧带增厚，输卵管、卵巢炎性改变和异常液体聚积。如果疾病进展，则可观察到骨盆周围和腹腔脏器的炎症反应。

3.MRI 图像

输卵管卵巢脓肿，输卵管积脓，输卵管积水或卵巢多囊样改变伴盆腔游离积液。在诊断 PID 中 MRI 优于阴道超声，其敏感度为 95%，特异度为 89%；但是 MRI 费用较高。

（五）其他

用吸引套管进行子宫内膜活检可作为诊断子宫内膜炎的辅助诊断手术之一。腹腔镜检查是诊断 PID 的金标准，它可以直接观察卵巢、子宫、输卵管和其他腹腔结构，诊断 PID 或排除其他病变，且诊断和治疗同步完成。但它为一项有创性检查。

五、药物治疗

抗生素应覆盖淋病奈瑟菌和沙眼衣原体，也应尽可能覆盖厌氧菌、革兰阴性菌和链球菌。常用方案：头孢替坦 2 g 静脉滴注，每天 2 次；或头孢西丁 2 g 静脉滴注，每天 4 次；加用多西环素 100 mg 口服或静脉滴注，每天 2 次；可选方案如下。①克林霉素 900 mg，静脉滴注，每天 3 次；加用庆大霉素负荷剂量静脉滴注，或肌内注射（2 mg/kg），然后用维持剂量（1.5 mg/kg）每天 3 次（也可以选择每天单一剂量）；②氧氟沙星 400 mg，静脉滴注，每天 2 次；或左氧氟沙星 500 mg，静脉滴注，每天 1 次；加用或不加甲硝唑 500 mg 静脉滴注，每天 3 次。

抗氟喹诺酮淋病奈瑟菌有地域性差异，在特定地区的人群中存在，其中中国、日本、韩国、菲律宾、新加坡和越南比例最高（46.0%～92.5%），但英格兰、威尔士和澳大利亚的总比例超过 5%，美国的部分特定地区也有较高的比例，在男性同性恋人群中抗氟喹诺酮淋病奈瑟菌的检出率增高。因此，对于以上人群不适合使用氟喹诺酮类抗生素。

六、手术治疗

经药物治疗 48～72 小时，体温持续不降，肿块加大，出现在肠梗阻及脓肿破裂，或有中毒症状时，应及时行外科紧急处理，如为盆腔脓肿或为盆腔结缔组织脓肿，可在 B 超、CT 等影像检查引导下经腹部或阴道切开排脓，也可在腹腔镜下行盆腔脓肿的切开引流，同时注入抗生素。如脓肿位置较表浅，系盆腔腹膜外脓肿向上延伸超出盆腔者，于髂凹处触及包块时，可在腹股沟韧带上方行切开引流。输卵管脓肿、卵巢脓肿局限后行手术切除，脓肿破裂，需立即行剖腹探查术。

第二节 卵巢黄体破裂

卵巢黄体是由排卵后卵泡液流出，卵泡腔内压下降，卵泡壁塌陷，卵泡颗粒细胞和卵泡内膜细胞向内侵入，卵泡外膜包围形成的。排卵后7～8天（相当于月经周期第22天左右）黄体体积和功能达到高峰，若卵子未受精，黄体在排卵后9～10天开始退化。排卵日至月经来潮为黄体期，一般为14天。在这一时期，卵巢黄体可由于某种原因发生破裂、出血，形成黄体破裂。一般出血量在200 mL左右，严重者出血可多达1 000 mL以上，发生急性下腹痛、急腹症甚至休克，个别可危及生命。

一、病因

（一）自发性破裂

1.黄体囊腔内压升高

卵巢扭转、子宫脱垂、盆腔炎症等引起卵巢充血，形成黄体血肿，当内压增加到一定程度即发生破裂。

2.卵巢功能紊乱

过分的冷浴、热浴，长期应用雌激素或孕激素引起的卵巢功能变化，或因卵巢酶系统的功能活跃，造成出血或凝血倾向。

3.凝血功能异常

贫血、营养不良等全身情况，或血液系统疾病、其他情况引起的血小板损害及凝血功能障碍，导致出血。

（二）外力作用

卵巢直接或间接受外力影响而发生黄体破裂。

（1）因参加过于激烈的运动或剧烈的劳动，或腹部受到外力撞击腹腔内压力突然升高，使成熟的黄体发生破裂。

（2）因性生活时动作过于猛烈，下腹部受到冲击挤压而引发黄体破裂。

（3）剧烈咳嗽，或便秘用力过大，恶心、呕吐等使腹内压升高也可导致黄体破裂。

二、病理

卵巢黄体破裂所致的腹腔积血多发生在生育年龄妇女，特别是妊娠期。破裂最常发生在月经周期的第 20～26 天，2/3 的病例累及右侧卵巢。黄体形成的血管化阶段(排卵后 2～4 天)，血管自卵泡膜长入塌陷的颗粒细胞层，随之带来了卵泡膜细胞，此时，卵泡腔发生了某种程度的出血。少量出血，常常迅速机化，但是，如果出血过多，黄体因出血而过度扩张导致退化延迟，形成黄体囊肿。另外，黄体内大量出血可导致卵巢破裂和腹腔积血。有时，在显微镜下检查腹腔排出的凝血块可见成群的黄体细胞。出血量的多少与卵巢的充血程度、卵巢基质和血管是否硬化缺少收缩力以及小动脉是否破裂有关。

三、临床表现

黄体破裂的症状与体征与腹腔内积血量的多少密切相关。

(一)症状

(1)黄体破裂一般发生在排卵期后，大多在月经周期之末 1 周，偶可在月经期第 1、第 2 天发病。发病前常有性交史、剧烈运动等，少数伴有月经周期延长或短期停经史。

(2)腹痛：起病较急，常先发生于一侧下腹痛，继之全腹持续性坠痛。内出血少时，患者仅有突发下腹痛，渐渐缓解，有轻度不适感，腹部触痛不明显。重者内出血多，患者下腹部剧烈疼痛，以破裂卵巢侧显著，随出血量增多，可有全腹痛。

(3)阴道出血：轻者可无阴道出血，重者阴道出血可如月经量。

(4)其他症状：内出血少时，仅有肛门坠胀感；出血量多时则有恶心、呕吐、头晕、眩晕、出冷汗，甚至晕厥、休克。

(二)体征

1.一般情况

腹腔内出血较多时，患者呈贫血貌。可出现面色苍白、脉快而细弱、血压下降等休克表现。通常体温正常，休克时体温略低，腹腔内血液吸收时体温略升高，但一般不超过 38 ℃。

2.腹部检查

轻者下腹有轻度压痛，以破裂侧明显。当破裂发生于右侧卵巢时，压痛点在阑尾压痛点下方，位置较低。重症者全腹压痛明显，有反跳痛，轻度肌紧张。出血较多时移动性浊音阳性。

3.盆腔检查

阴道内可有少许血液；宫颈举痛；后穹隆饱满；子宫大小正常，有轻压痛；患侧附件压痛明显，有时可触及边界不清的包块，有压痛。

四、辅助检查

（一）血常规

白细胞计数正常或稍升高，血红蛋白下降。

（二）血 HCG 或尿 HCG 测定

HCG 阴性，当妊娠黄体破裂时 HCG 可阳性。

（三）超声诊断

B 型超声显像对黄体破裂的诊断和鉴别诊断提供有价值的信息。阴道 B 型超声较腹部 B 型超声检查准确性高。声像特点：盆腹水，其内可见沉积状颗粒样回声翻动；附件区弱回声团块，外形不规则，内部回声不均匀，仔细观察其内可见正常回声的卵巢样结构；卵巢肿大，其内可见密集弱回声光点积聚区；卵巢形态结构无明显改变。

（四）阴道后穹隆穿刺

抽出暗红色不凝血。

（五）腹腔镜检查

用腹腔镜进行探查，可及时获得诊断并及早处理，避免了不必要的剖腹探查。有大量腹腔内出血或伴有休克者，需改善休克的同时行紧急腹腔镜检查。黄体破裂患者，腹腔镜下可见卵巢破裂处有活动性出血。

五、鉴别诊断

（一）急性阑尾炎

持续性腹痛从上腹开始，经脐周转移至右下腹，渐局限于麦氏点；常伴发热、恶心、呕吐，腹部压痛、反跳痛及局部肌紧张均较明显；盆腔检查无肿块，肛查患侧附件区高位压痛；血常规检查白细胞计数升高，阴道后穹隆穿刺阴性，B 超示子宫附件区无异常回声。

（二）异位妊娠破裂

多有停经史，突然撕裂样腹部剧痛，自下腹一侧开始向全腹扩散，阴道流血量少，暗红色，可有蜕膜管型排出；休克程度与外出血不成正比；盆腔检查宫颈举痛，直肠子宫陷凹有肿块，阴道后穹隆穿刺可抽出不凝血液；β-HCG 检测多为阳性，B 超示一侧附件低回声区，若其内见妊娠囊伴胎心搏动可确诊。

(三)急性输卵管炎

两下腹持续性疼痛,常伴体温升高,妇检宫颈有抬举痛,外周血白细胞计数升高,阴道后穹隆穿刺可抽出渗出液或脓液,B 超示两侧附件低回声区。

(四)卵巢囊肿蒂扭转

下腹一侧突发性疼痛,盆腔检查宫颈举痛,卵巢肿块边缘清晰,蒂部触痛明显。白细胞计数稍高,B 超示一侧附件低回声区,边缘清晰,有条索状蒂。

六、治疗

黄体破裂的治疗包括保守治疗和手术治疗。

(一)保守治疗

对发病时间短、诊断明确、估计内出血量少于 500 mL,且生命体征稳定的患者,可严密观察,采取卧床休息,使用止血剂、抗感染等保守治疗。对选择保守治疗的患者,应密切观察病情变化情况。若出现血压不稳定,血红蛋白、血细胞比容持续下降或早期休克征象,说明内出血继续增加,应立即手术探查、止血,以确保患者的生命安全。

(二)手术治疗

腹腔镜手术具有创伤小、痛苦轻、恢复快、并发症少等优点,而且腹腔镜检查不受体态肥胖、腹壁肥厚等因素影响,可全方位探查腹腔、盆腔,清楚地观察到开腹手术不易观察到的部位,提供较为准确的术中诊断,并可进行相应的手术治疗及辅助手术方案的选择,目前已成为首选的手术方式。多数卵巢黄体破裂者,可在腹腔镜下吸出盆腔积血,破口电凝止血,破口较大的可用 2-0 或 3-0 可吸收缝线缝合卵巢破口或剔除出血部分,将边缘连续缝合止血。由于卵巢黄体破裂多发生在生育年龄,所以手术应设法保留卵巢的功能,切除的组织送病理检查,以除外卵巢妊娠。若黄体破裂出血多合并休克患者,应在积极抢救休克的同时,进行紧急手术止血,应视医院的条件及术者的手术经验选择剖腹手术还是腹腔镜下手术,手术的关键是卵巢黄体破裂部位迅速止血。术后注意纠正贫血和抗感染。

第三节 卵巢肿瘤蒂扭转

卵巢肿瘤蒂扭转为最常见的妇科急腹症(约占妇科急腹症的 7.8%),多为良性的卵巢肿瘤,大约 10%的卵巢肿瘤可以并发蒂扭转。

一、病因

卵巢肿瘤蒂扭转患者一般较年轻,多为育龄期女性,月经初潮前和绝经后女性少见,常见的卵巢肿瘤类型为卵巢良性畸胎瘤、输卵管囊肿、卵泡囊肿、浆液性或黏液性囊腺瘤等。由于恶性肿瘤易发生浸润、盆腔内种植、与周围组织粘连,故活动度降低,所以蒂扭转较少见。

卵巢肿瘤蒂扭转好发于瘤蒂长、中等大小、活动度良好、重心偏于一侧的肿瘤,可受体位改变或肿瘤位置改变等因素诱发,或者肠蠕动活跃时可诱发蒂扭转。卵巢肿瘤或囊肿如果重心偏于一侧,在体位改变或肠蠕动或在空间范围相对大时易发生扭转,例如跳跃、倒立、奔跑等动作时可以诱发扭转。卵巢囊肿或肿瘤直径大小一般为 8～15 cm 的最易发生扭转。此外,中心偏于一侧的肿瘤也易于发生扭转,例如畸胎瘤。

妊娠相关因素引起的蒂扭转,常发生在妊娠中期、产后,妊娠中期囊肿或肿瘤随增大的子宫升入腹腔,有较大空间,易发生扭转。产后由于子宫骤然缩小,腹壁松弛也容易发生扭转。另外,卵巢扭转常因输卵管或卵巢系膜过长、先天性生殖器异常所致,且以右侧扭转多见,可能与右侧盲肠蠕动较多、盆腔活动空间较大有关。

二、病理

卵巢肿瘤扭转蒂部的成分包括骨盆漏斗韧带、卵巢固有韧带、输卵管及输卵管系膜。发生蒂扭转的程度可有扭转轻微或 90°、180°、360°或扭转数圈不等,扭转不及 360°时称不全扭转,不全扭转或轻微扭转有自然松解回复的可能。扭转 360°者称为完全扭转。完全扭转多不能自然回复。在肿瘤蒂扭转早期瘤蒂中的静脉受压,造成静脉回流障碍,而动脉血供未受影响,使瘤体充血、肿胀,甚至因极度充血造成血管破裂,导致瘤内出血。肿瘤因充血、出血而呈深紫褐色。肿瘤进一步扭转可阻断动脉血流,肿瘤发生缺血、坏死变为紫黑色,可继发肿瘤破裂和感染。

三、临床表现

患者可有盆腔包块病史。典型症状是突发性一侧下腹痛，多先局限于一侧，一般无放射性，常伴恶心、呕吐，甚至休克，系膜牵引绞窄所致。体温多正常，24～48小时后可略升高。若下腹部疼痛在体位改变后发生，或原有附件包块在体位改变后发生剧烈的腹痛，更应考虑卵巢肿瘤蒂扭转的可能。

腹部检查时下腹一侧可有不同程度的压痛、反跳痛、肌紧张，但多局限于下腹部的患侧，以蒂部更明显，肿瘤较大者可触及囊性或囊实性包块。妇科检查可触及患者附件区囊性或囊实性包块、边界清、张力大、子宫与包块连接处即扭转的蒂部明显触痛。

四、辅助检查

(1)血常规检查可发现白细胞计数升高，但白细胞分类多正常。血沉可加快。

(2)超声检查是妇科急腹症首选的影像学检查方法。彩色多普勒超声对诊断卵巢肿瘤蒂扭转更有价值。彩色多普勒超声可依据附件肿块的大小、位置、回声、彩色血流情况及盆腔积液等来判断是否存在卵巢肿瘤蒂扭转，其诊断的准确率在58%～85%，据报道超声造影增强可以提高诊断的准确率。彩色多普勒超声的血流信号是判断有无扭转的重要依据，其超声声像具有以下特点：①患侧卵巢消失，盆腔及下腹部发现异常包块；②包块多位于腹正中线及子宫前方或盆底；③包块中等大小，以囊性及混合性多见；④包块中CDFI减少或消失；⑤患侧探头触痛试验阳性，部分病例可伴有子宫直肠隐窝积液。

超声造影增强时完全性扭转者病灶始终未见增强；不完全性扭转者表现为病灶区实性部分或整个病灶区可见造影剂灌注稍迟于子宫肌层，增强早期呈不均匀高增强，增强晚期呈低增强。

(3)有学者认为CT在诊断卵巢肿瘤蒂扭转后肿瘤有无出血坏死，具有独特的价值。卵巢肿瘤扭转的常见CT征象包括输卵管增粗、囊壁增厚、肿瘤周围炎性改变、腹水和子宫偏侧方移位；当囊壁、分隔、实性成分和输卵管平扫CT值＞50 HU、增强扫描后没有强化时，提示有出血性梗死。MRI在诊断卵巢肿瘤蒂扭转中也有一定价值，特别是妊娠期可以进行MRI，因此妊娠期的卵巢肿瘤蒂扭转MRI检查更有意义。

(4)腹腔镜检查是卵巢肿瘤蒂扭转的确诊手段。

五、诊断及鉴别诊断

根据患者盆腔包块病史、突发下腹痛、妇科检查发现盆腔包块、包块张力增大、包块与子宫交界处触痛明显及B超表现多数诊断并不难。但需与下列疾病相鉴别。

(一)异位妊娠

异位妊娠多有停经史,但仍有约1/4患者无明显的停经史,约有90%的患者主诉腹痛,疼痛性质为撕裂样或刺痛,也可呈持续性或间歇性疼痛,常突然发作,多见少量暗红色阴道流血,偶见中量出血,有时可见管型蜕膜排出,出血多者可有休克表现。异位妊娠者大多HCG阳性,B超宫内未见妊娠囊,附件区或宫旁可见混合性包块、偶见孕囊或胎心搏动。阴道后穹隆穿刺可抽出不凝血。

(二)卵巢黄体破裂

该病以育龄妇女最多见,月经后半期卵巢黄体血管化而发生黄体破裂,卵巢受直接或间接外力作用是主要的诱因。一般发生在月经周期第20～27天,突然出现下腹疼痛、恶心、呕吐,严重者可出现休克。妇检:宫颈举痛、后穹隆饱满,一般无触及包块。血HCG阴性,B超可见患侧卵巢增大,腹水,后穹隆穿刺可抽出不凝血可以鉴别。

(三)卵巢子宫内膜异位囊肿破裂

异位的子宫内膜的周期性出血使卵巢不断增大形成囊肿,囊肿破裂时巧克力液流出可引起急腹症的表现。发病多在月经前或月经后半周期,因囊腔内反复出血使囊内压急剧升高,可自发或受外力挤压而破裂。患者突感一侧下腹剧痛,继而盆腔疼痛,伴恶心、呕吐,有腹膜刺激征,下腹明显压痛、反跳痛及肌紧张。妇检:子宫后倾固定,不活动,双侧子宫骶骨韧带增粗,后穹隆及双侧子宫骶骨韧带可触及触痛性结节,盆腔一侧或双侧可触囊性包块,包块常与子宫后壁相连,不活动。B超检查卵巢增大,见混合性包块,囊壁厚,囊内有反光增强细点。

(四)盆腔炎性疾病

性乱史是导致PID的重要因素,产后、流产或宫腔操作也是PID的常见诱因。急性期患者可出现发热,体温可达39～40 ℃,下腹痛多为双侧性,白带增多,甚至脓性白带。由于炎症刺激,可伴有尿频、尿急、腹胀、腹泻等膀胱和直肠激惹症状。炎症波及腹膜可出现急腹症的腹部体征。妇科检查:阴道充血;宫颈口见黄白色或黏液脓性分泌物,宫颈举痛;子宫增大,压痛;附件区可及边界欠清、形态不规则的囊性包块，不活动，压痛明显。阴道超声可见输卵管增粗，伴或不伴管腔积液、输卵管积脓或腹腔游离液体。

(五)急性阑尾炎

该病常以转移性右下腹痛为主诉，疼痛多从上腹或脐周转移至右下腹，麦氏点压痛、反跳痛，肌紧张，体温升高，白细胞计数升高，后穹隆穿刺无不凝血或脓液，HCG 阴性。但化脓性阑尾炎伴穿孔者，炎症可波及盆腔，引起盆腔炎性包块时有可能误诊为盆腔炎性疾病和卵巢肿瘤蒂扭转。

六、治疗

传统认为确诊卵巢肿瘤或囊肿蒂扭转者应立即急诊手术，切除患侧附件，但由于蒂扭转的患者多是育龄妇女，一侧附件的切除有可能影响其生育能力，故近年有学者提出行保留附件的保守性手术，但其安全性问题仍需进一步的循证医学证据。

(一)传统的根治性手术

卵巢肿瘤蒂扭转一经确诊应立即手术，传统认为卵巢在扭转后损伤是不可恢复的。为了防止血栓脱落，手术须切除一侧附件。术中应在扭转蒂部的根部钳夹，切除一侧附件，钳夹前不可复位，以防止血栓脱落导致肺栓塞。而且手术时必须探查对侧卵巢，因囊性畸胎瘤、浆液性乳头状囊性肿瘤常为双侧性的肿瘤。另外，切除肿瘤后需剖视肿瘤，检查有无恶变可能，必要时快速冷冻切片病理检查，以决定子宫及对侧附件的去留。

(二)保守性手术

对于良性肿瘤，尤其是卵巢冠囊肿，黄素化囊肿蒂扭转、囊肿直径≤8 cm、扭转角度<360°、无卵巢坏死者，可考虑行保守性手术，即扭转松解复位，肿瘤或囊肿剔除，保留正常的卵巢组织。扭转持续的时间及扭转蒂的松紧度对卵巢血供影响很大，也是能否保留卵巢的关键。发病至手术时间应尽量<36 小时。术中根据扭转卵巢的颜色、是否能完全或部分恢复、卵巢切面出血是否活跃判断血运情况。术中先将扭转的附件复位，观察 10 分钟，血运很快完全恢复，可以进行保守性手术。对于较严重的缺血者，复位后 10 分钟有部分组织缺血能改善者，也可以考虑行保守性手术。传统认为，复位造成血栓脱落，增加严重的肺栓塞发生的概率。国外学者研究发现，附件扭转发生肺栓塞的概率为 0.2%，而且复位并不会增加肺栓塞的发生。

手术方式可以行剥离囊肿，除复发性的附件扭转，一般不需固定卵巢。手术可以采取剖腹手术或腹腔镜手术，国外认为腹腔镜可以作为卵巢肿瘤蒂扭转的诊断，以及确诊后的治疗，并且在小孩和孕妇也可以实施。如术中发现明显组织坏死应该行患侧附件切除术。病理证实为交界性或恶性肿瘤者则根据患者年龄、生育要求、病理类型制订下一步的手术治疗方案。

有关复位后的卵巢功能状态，有学者对 102 例复位后的卵巢功能进行研究，术后 91.3%(85/92)的患者 B 超监测卵泡发育正常，92.4%(13/14)在其再次的手术中发现卵巢外观正常，另外有 6 例在复位术后取扭转侧卵泡进行体外受精(IVF)均获得成功，因此，认为复位后卵巢功能大致正常。

第四节 宫腔积血

宫腔积血指因女性生殖道某部位发生梗阻，导致月经血在宫腔甚至输卵管内潴留。积血的子宫随着病情进展逐渐增大，肌壁受压，引起腹痛渐进性、周期性加重，以先天性发育异常所致者为常见，后天因瘢痕粘连、炎性粘连等所致者亦可发生，宫腔积血也可引起妇科急腹症，但少见。

一、病因

(一)先天性发育异常

女性生殖系统来自胚胎早期中胚层组织的发育，经过复杂的衍化过程形成内外生殖器官。在胚胎发育过程中，尤其是胚胎早期受多种内外因素的影响，可使生殖器官停滞在不同的阶段而导致不同类型先天异常。其中有些畸形将引起生殖道的梗阻，从而产生宫腔积血。引起经血潴留的常见病因有以下几种。

1.先天性处女膜闭锁

处女膜闭锁又称无孔处女膜，由阴道板腔贯穿障碍所致，临床上较常见。由于处女膜封闭阴道口，月经初潮时，月经血无法排出，最初潴留于阴道内，反复多次月经来潮后，逐渐发展至宫腔内积血、输卵管积血，甚至腹腔内积血；因为输卵管内积血多引起输卵管伞端粘连闭锁，所以月经血进入腹腔者较少见。

2.先天性无阴道或阴道不完全闭锁

该病为阴道板、阴道索未能腔道化所致。外阴发育正常，阴道仅呈一小凹或小袋状。大多数先天性无阴道患者同时伴有先天性无子宫，但有 7%～8% 为阴道闭锁伴有正常的子宫体。子宫发育并具备功能，月经初潮后可发生经血潴留，少部分患者出现急性下腹痛症状。

3.阴道横膈

较少见，在阴道形成过程中，任何部位的组织未被吸收，残留下一层黏膜样组织，一般厚度 1.0～1.5 cm，即阴道隔。阴道隔可见于阴道的多个部位(阴道上段约 46%，中段 40%，下段 14%)，大多数患者子宫发育良好，故有月经来潮。完全阴道横隔起初无症状，直到初潮后经血流出受阻，出现周期性下腹痛等经检查才发现；不完全阴道横隔患者经血流出未受阻，可能因性交困难或分娩困难时才发现。

4.阴道斜隔

阴道斜隔为较少见的生殖道畸形，此类患者多数伴有双子宫、双宫颈畸形和泌尿系统畸形。阴道斜隔从两个宫颈之间斜行附着于一侧阴道壁，膜后有一个腔，即斜隔和一个宫颈的间隙，此为经血潴留的腔隙。本病有 3 种类型，Ⅰ型无孔斜隔，Ⅱ型有孔斜隔，Ⅲ型无孔斜隔合并宫颈瘘管。

5.残角子宫

残角子宫是一侧副中肾管中下段发育的缺陷，发育侧子宫旁有一个小子宫及其附件，可伴有泌尿道发育畸形。残角子宫内膜无功能者，一般无症状，若内膜有功能，且与正常宫颈不相通，因残角子宫腔积血而致周期性下腹痛。

(二)Asherman 综合征

Asherman 综合征即宫腔粘连综合征(intrauterine adhesion syndrome, IAS)，指各种原因导致子宫内膜破坏后引起子宫壁粘连而出现的腹痛、月经量减少、闭经、继发性不孕、重复性流产等一系列临床表现，常见于人工流产术或自然流产刮宫后，以及产后出血刮宫术后。由于过度搔刮宫腔、吸宫时负压过大、吸宫时间过长，将子宫内膜基底层刮掉，导致术后宫腔粘连；或由于刮匙反复进出宫口、带负压的吸管反复通过宫颈管、不正规扩张宫颈等，加重损伤、增加术后宫颈管及宫腔粘连的机会，从而引起宫腔积血的发生。

二、临床表现

当宫腔积血较少时，一般无明显临床症状；当积血较多时，会出现进行性加重的周期性下腹痛；大量积血导致经血反流引起典型急腹症者则较少见。

腹痛是宫腔积血最常见的症状，有明显的周期性，每月腹痛发作日期相近，每次发作疼痛时间持续 4～6 天，可自然缓解，腹痛完全消失，多位于下腹部，严重者可能伴有便秘、肛门坠胀、尿频、尿潴留等症状。因经血流出受阻，宫腔内经血潴留增加，宫腔内压力增高，可导致下腹痛症状进行性加重。因病因不同，可伴或不伴有阴道流血。

宫腔积血引起子宫增大，一般阴道双合诊或肛查时可以触及增大的子宫，如有阴道积血时，肛查还可触及长条形囊性触痛的阴道。

当宫腔压力进行性增高，而经血仍不能排出时，可能会突破输卵管，流向腹腔，引起急腹症。膨大的子宫不能很快收缩，致使流向腹腔的血液不断增多，甚至达几百毫升，出现急性血性腹膜炎，临床表现为腹痛明显，并可能出现恶心、呕吐、体温升高等症状，腹部体征为压痛反跳痛明显，妇科检查可见宫颈举痛，后穹隆饱满，触痛；子宫均匀增大，质软，边界清，有触痛，可活动；双侧附件区增厚，有深压痛。

不同病因引起的宫腔积血其临床症状和体征各异。①处女膜闭锁：阴道积血较多时，可导致宫腔积血，耻骨联合上方可触及肿块。检查处女膜呈紫蓝色向外膨出。肛查阴道呈长形有囊性感、触痛。②先天性无阴道或阴道不完全闭锁：无阴道开口或仅见一浅凹隐窝或短浅阴道盲端，肛查可触及增大的子宫。阴道横隔者阴道顶端为一盲端。肛查可触及盆腔包块。③阴道斜隔：一般多为处女，如行阴道检查可见一侧阴道有小孔，可有脓液流出，可在一侧穹隆或阴道侧壁触及囊性肿物，其张力和囊性程度不一；或一侧阴道穹隆消失，其上方有一包块，宫颈暴露不清，子宫体为双子宫或不规则或呈包块位于阴道壁囊肿之上，可有压痛，应注意排除泌尿系统畸形。④残角子宫：宫旁可触及肿块，与子宫体关系密切，常易误诊为卵巢肿瘤或子宫肌瘤变性。⑤Asherman 综合征：宫腔积血患者子宫稍增大，明显压痛，可有宫颈抬举痛。

三、诊断

宫腔积血诊断并不困难，关键在于早期发现。根据病史、典型症状和体征可以诊断。但先天性发育异常需要准确判断其类型，这对下一步的处理有重要意义。

（一）病史及临床表现

典型症状为周期性下腹疼痛，进行性加重，持续 4～6 天后逐渐减轻至消失。少女患者腹痛多就诊于外科，易发生误诊。对于青春期少女突然出现下腹痛和包块，应首先排除肿瘤、妊娠及生殖道畸形。Asherman 综合征多继发于宫腔手术后，无月经来潮而尿妊娠试验阴性。

(二)B型超声

B超可显示阴道、子宫、输卵管或盆腔的经血潴留，宫腔积血时子宫增大、宫腔内可见液性占位，并可根据阴道积血的范围和下端的形态加以鉴别，处女膜闭锁所致的阴道积血形成的液性暗区下端呈圆隆状，阴道部分闭锁的液性暗区下端呈漏斗状。阴道斜隔综合征典型超声特点：盆腔探及双子宫、双宫颈；斜隔侧宫颈处见液性暗区；斜隔侧宫腔见液性暗区或见盆腔低回声包块；斜隔侧未探及肾脏声像。

(三)MRI

盆腔MRI可以清楚显示内生殖器官形态，鉴别各类型的生殖道畸形，以及经血潴留的情况，可对阴道隔厚度及所在部位进行测量，并可显示病变的不同阶段及进行术后评价，显示术后有无阴道粘连等。

(四)子宫腔碘油造影

该检查可观察子宫腔形态，确定有无子宫畸形及其类型，有无子宫腔粘连等，并可协助诊断阴道斜隔的类型，以及有孔斜隔的孔的位置。Asherman综合征可见宫腔局部边缘不整齐，宫腔内有一个或多个轮廓清晰、边缘锐利、形态奇异不规则的充盈缺损阴影，不因注入造影剂的量或压力而改变。

(五)宫腔镜

该检查对诊断残角子宫和Asherman综合征有帮助。残角子宫可见一侧宫角呈盲端，无输卵管开口。Asherman综合征可直接观察到子宫内粘连及内膜萎缩部位及程度。

(六)腹腔镜

当诊断困难时，可通过腹腔镜检查了解盆腔内生殖道畸形的类型、诊断残角子宫等。

(七)静脉肾盂造影

一旦确诊为生殖道先天畸形所致的宫腔积血，手术前必须行静脉肾盂造影，排除泌尿系统畸形，以避免手术中造成输尿管的损伤。

(八)其他辅助检查

(1)染色体检查：协助诊断或鉴别(了解染色体性别)。

(2)血清生殖激素测定：有周期性腹痛患者，可在腹痛前1周左右抽血查血清性激素，有利于闭经的病因学诊断。

(3)后穹隆穿刺：怀疑盆腔积血时可行后穹隆穿刺。

四、并发症

主要的并发症为感染导致的盆腔粘连及经血逆流所致的子宫内膜异位症。这两种并发症是慢性盆腔疼痛及女性不孕的主要原因，且治疗效果欠佳。Asherman 综合征可有继发不孕或发生反复流产、早产、胎位不正、胎儿死亡或胎盘植入等并发症。

五、治疗

一经确诊，即应手术治疗。手术的目的是解除生殖道梗阻，避免严重并发症的发生。

(一)处女膜闭锁或阴道不完全闭锁

青春期患者最好的处理是处女膜切开术，因为其体内雌激素可促进愈合。处女膜闭锁患者可在处女膜突出部位中央作针孔大小切口，引流积血。在处女膜上做十字、环状或椭圆形切开，将积血引流干净后切除多余的处女膜，保证处女膜开口至少可容 1 指，用 4-0 可吸收线间断缝合，避免切口粘连。术中不能进行阴道冲洗，以避免发生上行性感染。术后需保持外阴清洁。阴道不完全闭锁患者应及时行闭锁段的切开，引流经血。注意与处女膜闭锁鉴别，尽量扩开腔隙，如果创面较大，应考虑放置羊膜铺垫，术后放置阴道模型。

(二)先天性无阴道或阴道完全闭锁

处理关键是患者能否保留子宫。可先行腹腔镜检查以了解子宫发育情况和盆腔情况，对于合并重度的子宫内膜异位症、子宫畸形、子宫发育不良的患者，不建议其保留子宫，可先行子宫切除术，以缓解症状，待需要结婚前 6 个月行人工阴道成型术。对于子宫发育良好，无子宫畸形并盆腔内没有中、重度子宫内膜异位症者，可以保留子宫。保留子宫者可行阴道成形、宫颈再造及阴道子宫接通术。阴道成形术手术方式：①顶压法阴道成形术；②游离皮瓣阴道成形术；③羊膜法阴道成形术；④乙状结肠代阴道成形术；⑤外阴阴道成形术；⑥腹膜代阴道成形术。各种术式各有优、缺点，现仍无统一定论。手术并发症有膀胱及直肠损伤。而腹腔镜的使用可相对降低此类并发症的发生，但是目前缺乏长期随访的数据。主要的远期并发症是阴道狭窄或术后粘连闭锁，故术后需要佩戴阴道模具以防术后粘连发生。

(三)阴道横隔或斜隔

手术切开阴道隔，并切除多余隔膜组织，引流积血。阴道横隔切除隔膜后应缝合切缘，术后 2 个月持续放置阴道模具，后 4 个月晚上仍需放置阴道模具，以防止术后粘连形成。阴道斜隔患者切开后如无感染少有再次粘连、狭窄及闭锁；同时因斜隔一侧子宫有正常生育能力，不主张切除。

(四)残角子宫

切除残角子宫，并将其同侧输卵管切除，避免输卵管妊娠发生。

(五)Asherman 综合征

有生育要求的患者，痛经或周期性腹痛明显的宫腔粘连患者，或因月经量减少而坚决要求治疗者，均应解除子宫腔粘连。单纯子宫颈内口粘连，可用探针分离。宫腔镜下分离粘连是目前治疗宫腔内粘连的最佳方法。而对粘连严重及周围型致密粘连者，宫腔镜下两次分离失败者，探针分离或宫腔镜下分离以发生子宫穿孔者，可考虑经腹切开子宫分离。分离粘连易继发感染，应用抗生素预防。为防止术后再粘连，术后需放置宫内节育器 3 个月左右；同时常规应用雌、孕激素序贯治疗以促进子宫内膜修复。

第四章 妊娠并发症

第一节 妊娠期高血压疾病

妊娠期高血压疾病是妊娠期特有的，妊娠和血压升高并存的一组疾病，包括妊娠期高血压、子痫前期、子痫、慢性高血压合并妊娠和慢性高血压并发子痫前期。其中妊娠期高血压的发病率约为6%，子痫前期的发病率约为4.6%，并随孕妇年龄分布和初产妇比例而有所不同。该组疾病以高血压、蛋白尿、水肿为特征，并伴有全身多脏器的损害；严重者可出现抽搐、昏迷、脑出血、心力衰竭、胎盘早剥和弥散性血管内凝血，甚至死亡。该组疾病严重影响母婴健康，是孕产妇和围产儿发病和死亡的主要原因。在世界范围内，10%～15%的直接孕产妇死亡（即由妊娠期产科并发症导致的死亡）与子痫前期/子痫有关。在受累的妊娠中，由于胎儿宫内生长受限和早产的风险更高，胎儿/新生儿的并发症发病率和死亡率也升高。

一、高危因素与发病机制

（一）高危因素

流行病学调查发现子痫前期的高危因素：年龄≥40岁、体质指数（BMI）≥28 kg/m^2、子痫前期家族史（母亲或姐妹）、既往子痫前期病史，以及存在的内科病史或隐匿存在（潜在）的疾病（包括高血压病、肾脏疾病、糖尿病和自身免疫性疾病如系统性红斑狼疮、抗磷脂综合征等）；初次妊娠、妊娠间隔时间≥10年、此次妊娠收缩压≥17.3 kPa（130 mmHg）或舒张压≥10.7 kPa（80 mmHg）（孕早期或首次产前检查时）、孕早期24小时尿蛋白定量≥0.3 g或尿蛋白持续存在（随机尿蛋白≥＋＋1次及以上）、多胎妊娠等也是子痫前期发生的风险因素。

(二)发病机制

尚未完全阐明,环境、免疫、遗传学因素均可在子痫前期发病过程中发挥作用。

目前较为公认的是子痫前期发病机制的“两阶段学说”,即第一阶段,在孕早期,由于免疫、遗传、内皮细胞功能紊乱等因素可造成子宫螺旋小动脉生理性血管重铸障碍,滋养细胞因缺血导致侵袭力减弱,造成胎盘浅着床,子宫动脉血流阻力增加,致使胎盘灌注不足,功能下降。第二阶段,孕中晚期缺血缺氧的胎盘局部氧化应激反应,诱发内皮细胞损伤,从而释放大量炎症因子,形成炎症级联效应和过度炎症的发生,引起子痫前期、子痫各种临床症状。

二、妊娠期高血压疾病的分类和临床表现

妊娠期高血压疾病为多因素发病,可存在各种母体基础病理状况,也受妊娠期环境因素的影响。妊娠期间病情缓急不同,可呈现进展性变化并可迅速恶化。

(一)妊娠期高血压

妊娠 20 周后首次出现高血压,收缩压≥18.6 kPa(140 mmHg)和(或)舒张压≥12.0 kPa(90 mmHg),并于产后 12 周内恢复正常;尿蛋白检测阴性;少数患者可伴有上腹部不适或血小板减少。当收缩压≥21.3 kPa(160 mmHg)和(或)舒张压≥14.7 kPa(110 mmHg)的持续血压升高存在至少 4 小时,则认为是重度高血压。在妊娠 20 周后,如果血压持续升高,虽然未出现蛋白尿,但母儿的危险性增加,约有 10%妊娠期高血压患者在出现蛋白尿之前就发生子痫。妊娠期高血压是一个针对不符合子痫前期或慢性高血压(首次检测到高血压是在妊娠第 20 周之前)诊断标准的高血压妊娠女性的暂时诊断。当出现以下情况时,应更正诊断。因此,有必要重新评估直到产后 12 周,以确立最终的决定性诊断。

妊娠期高血压是暂时的,可能发展为子痫前期,也可能产后 12 周血压仍未恢复而诊断为慢性高血压,所以妊娠期高血压在产后 12 周以后才能确诊。

(二)子痫前期、子痫

1.子痫前期

妊娠 20 周后出现收缩压≥18.6 kPa(140 mmHg)和(或)舒张压≥12.0 kPa(90 mmHg),且伴有下列任一项:尿蛋白≥0.3 g/24 h,或尿蛋白/肌酐比值≥0.3,或随机尿蛋白≥(+)(无法进行尿蛋白定量时的检查方法)。

ACOG 2013 版指南中不再依赖是否有蛋白尿或者蛋白尿的严重程度来诊

断子痫前期，在没有蛋白尿的病例中，出现高血压同时伴有以下表现，仍可诊断为子痫前期：①血小板减少（血小板计数$<100\times10^9$/L）；②肝功能损害（血清转氨酶水平为正常参考值2倍以上）；③肾功能损害（血肌酐>97.2 μmol/L或为正常参考值2倍以上）；④肺水肿；⑤新发生的脑功能或视觉障碍。

子痫前期孕妇血压和（或）尿蛋白水平持续升高，发生母体器官功能受损或胎盘-胎儿并发症是子痫前期病情向重度发展的表现。ACOG 2013版指南建议将子痫前期分为无严重表现的子痫前期和伴有严重表现的子痫前期。

美国妇产科医师学会不再把蛋白尿作为诊断有严重特征的子痫前期的一个必要标准；也不再将大量蛋白尿（5 g/24 h）和胎儿生长受限作为重度子痫前期的可能特征，因为大量蛋白尿与妊娠结局的相关性较差，且无论是否诊断为子痫前期，胎儿生长受限的处理方法是类似的；同时也不再将少尿作为重度子痫前期的一个特征。子痫前期是渐进的过程，“轻度子痫前期”只能代表诊断时的状态，如果继续妊娠，将转为重度子痫前期。

《中国妊娠期高血压疾病诊治指南》建议在子痫前期孕妇出现下述任一表现可诊断为重度子痫前期。

（1）血压持续升高：收缩压≥21.3 kPa（160 mmHg）和（或）舒张压≥14.7 kPa（110 mmHg）。

（2）持续性头痛、视觉障碍或其他中枢神经系统异常表现。

（3）持续性上腹部疼痛及肝包膜下血肿或肝破裂表现。

（4）肝酶异常：血丙氨酸氨基转移酶（ALT）或天冬氨酸转氨酶（AST）水平升高。

（5）肾功能受损：尿蛋白>2.0 g/24 h；少尿（24小时尿量<400 mL、或每小时尿量<17 mL）、或血肌酐>106 μmol/L。

（6）低蛋白血症伴腹水、胸腔积液或心包积液。

（7）血液系统异常：血小板计数呈持续性下降并低于100×10^9/L；微血管内溶血[表现有贫血、黄疸或血乳酸脱氢酶（LDH）水平升高]。

（8）心功能衰竭。

（9）肺水肿。

（10）胎儿生长受限或羊水过少、胎死宫内、胎盘早剥等。

2.子痫

在子痫前期的基础上进而有抽搐发作，不能用其他原因解释，称为子痫。子痫发生前可有不断加重的重度子痫前期，但子痫期也可发生于血压升高不显著、无蛋白尿病例。59%的子痫发生在妊娠晚期或临产前，称为产前子痫；20%发生于分娩过程，称为产时子痫；21%发生于产后称为产后子痫，大约 90%的产后子痫发生在产后 1 周内。

最常见的先兆症状/体征包括高血压(75%)、头痛(持续额部或枕部头痛或霹雳性头痛)(66%)、视觉障碍[盲点、视力丧失(皮质盲)、视物模糊、复视、视野缺损(如同侧偏盲)、畏光](27%)、右上腹或上腹部疼痛(25%)、无症状(25%)。踝阵挛也是常见表现。

子痫抽搐进展迅速，通常表现为全身强直阵挛性癫痫或昏迷。发病时，出现突然意识丧失，常伴有尖叫。随后，手臂、腿、胸部和背部的肌肉则变得僵硬。在肌肉强直期，患者可能开始出现发绀。大约 1 分钟后，开始出现肌阵挛和抽搐，持续 1～2 分钟。在阵挛期，可能发生舌咬伤，口吐白沫血痰。当抽搐结束，患者进入发作后期。最初患者处于深睡眠，呼吸深，然后逐渐清醒，经常主诉头痛。大多数患者在全身惊厥后 10～20 分钟开始恢复反应。一般没有局灶性神经功能缺损。胎儿心动过缓持续至少 3 分钟是子痫癫痫发作时和发作即刻后的常见表现。

(三)妊娠合并慢性高血压

妊娠前或妊娠 20 周前发现收缩压≥18.6 kPa(140 mmHg)和(或)舒张压≥12.0 kPa(90 mmHg)(除外滋养细胞疾病)，妊娠期无明显加重；或妊娠 20 周后首次诊断高血压并持续到产后 12 周后。不管是何种原因导致的慢性高血压，在妊娠期均有可能发展为子痫前期和子痫。

(四)慢性高血压并发子痫前期

慢性高血压孕妇，妊娠 20 周以前无尿蛋白，妊娠 20 周后出现尿蛋白≥0.3 g/24 h或随机尿蛋白≥(+)；或孕 20 周前有蛋白尿，孕 20 周后尿蛋白定量明显增加；或出现血压进一步升高或血小板<100×10^9/L 等上述重度子痫前期的任何一项表现。

在妊娠前出现高血压，并已予以降压治疗者的诊断并不困难。对于在妊娠前和妊娠早期均未进行检查，在妊娠晚期首次发现高血压的患者，与子痫前期的鉴别比较困难，需要随访到产后 12 周才能确诊。

一般妊娠合并慢性高血压在妊娠中期血压有所下降，在妊娠晚期恢复到妊娠前的水平。妊娠合并慢性高血压的围产儿死亡率升高 3 倍，胎盘早剥的风险升高 2 倍；同时，胎儿生长受限、妊娠 35 周前早产的发生率均明显升高。

慢性高血压最大风险是并发子痫前期的概率升高，25%慢性高血压合并妊娠时可能会并发子痫前期;若存在肾功能不全,病程超过 4 年,或既往妊娠时曾经出现过高血压,子痫前期的发生率更高;若并发子痫前期,发生胎盘早剥的比例明显升高。

三、诊断

根据病史、临床表现、体征及辅助检查即可作出诊断,同时应注意有无并发症及凝血机制障碍。

(一)病史

了解妊娠前有无高血压、肾病、糖尿病及自身免疫性疾病等病史或表现,有无妊娠期高血压疾病史或家族史;了解此次妊娠后高血压、蛋白尿等症状出现的时间和严重程度。

(二)高血压的诊断

收缩压≥18.6 kPa(140 mmHg)或舒张压≥12.0 kPa(90 mmHg)。测量血压前被测者至少安静休息 5 分钟。测量取坐位或卧位。注意肢体放松,袖带大小合适。通常测量右上肢血压,袖带应与心脏处于同一水平,同一手臂至少测量 2 次。若血压低于 18.6/12.0 kPa(140/90 mmHg),但较基础血压升高 4.0/2.0 kPa(30/15 mmHg)时,虽不作为诊断依据却需要密切随访。对首次发现血压升高者,应间隔 4 小时或以上复测血压,如 2 次测量均为收缩压≥18.6 kPa(140 mmHg)和(或)舒张压≥12.0 kPa(90 mmHg)诊断为高血压。对严重高血压孕妇收缩压≥21.3 kPa(160 mmHg)和(或)舒张压≥14.7 kPa(110 mmHg)时,间隔数分钟重复测定后即可以诊断。

(三)蛋白尿的检测和诊断

高危孕妇每次产前检查均应检测尿蛋白。尿蛋白检测应留取中段尿或导尿。蛋白尿的诊断标准:随机中段尿检测尿蛋白≥(+);或可疑子痫前期孕妇检测 24 小时尿蛋白定量,尿蛋白≥0.3 g/24 h;或尿蛋白/肌酐比值≥0.3。尿蛋白定性比较方便,但是容易受到外界因素的影响;24 小时尿蛋白定量比较客观、准确,但比较麻烦,可以用 12 小时或 6 小时尿蛋白定量替代。尿蛋白(+)时通常尿蛋白含量为 300 mg/24 h。尿蛋白量不作为子痫前期严重程度的独立指标,而且即使尿蛋白阴性,只要血压升高同时合并某些严重表现,仍可作出子痫前期的诊断。此外,应注意蛋白尿的进展性变化及排查蛋白尿与孕妇肾脏疾病和自身免疫性疾病的关系。

(四)辅助检查

1.应定期进行以下常规检查

(1)尿液检查:应测尿比重、尿常规,当尿比重≥1.020时说明尿液浓缩。

(2)血液检查:含全血细胞计数、血红蛋白含量、血细胞比容、血黏度,根据病情轻重可反复检查。血浓缩支持子痫前期的诊断,是疾病严重程度的指标。若合并有溶血的情况,血红蛋白降低,涂片可见破损的红细胞。血小板降低提示为重度子痫前期。

(3)肝功能测定:肝细胞功能受损可致ALT、AST升高。胆红素检查不仅能反映肝脏损害的程度,而且对黄疸的鉴别具有重要意义。肝细胞损害引起的黄疸,因为同时有摄取、结合、排泄的障碍,因此直接和间接胆红素均可升高,但一般直接胆红素升高比间接胆红素升高的幅度大。乳酸脱氢酶升高提示存在有溶血。血清蛋白降低说明内皮细胞渗漏的程度(低蛋白血症),可出现白蛋白缺乏为主的低蛋白血症,白/球蛋白比值倒置。

(4)肾功能测定:肾功能受损时,血清肌酐、尿素氮、尿酸升高,肌酐升高与病情严重程度相平行。血清肌酐升高尤其是合并有少尿时,提示重度子痫前期;尿酸在慢性高血压患者中升高不明显,因此可用于本病与慢性高血压的鉴别诊断。

(5)心电图检查:了解有无心肌损害或传导异常及可以发现高血钾或低血钾的波形变化。

(6)胎心监护:胎儿电子监测,NST或宫缩刺激试验、缩宫素刺激试验。

(7)产科超声检查:评价胎儿生长发育情况、多普勒脐动脉血流监测评价胎儿是否存在宫内缺氧。

2.子痫前期及子痫患者视病情发展和诊治需要,应酌情增加以下检查项目

(1)凝血功能测定:妊娠期高血压疾病的凝血功能的变化越来越受到重视,目前认为子痫前期-子痫处于高凝状态,称为易栓症。

(2)血清电解质测定:重度子痫前期与子痫冬眠合剂治疗,可导致出现低血钾;酸中毒时细胞内K^+外游导致高血钾。

(3)腹部超声等影像学检查肝、肾等脏器及胸腔积液、腹水情况。

(4)动脉血气分析:重度子痫前期与子痫应测定电解质与二氧化碳结合力,以早期发现酸中毒并纠正。

(5)超声心动图及心功能检查。

(6)超声检查胎儿生长发育、脐动脉、大脑中动脉等血流指数。

(7)眼底检查:视网膜小动脉可以反映体内器官的小动脉情况。视网膜小动

静脉比例可由 2∶3 变为 1∶2 或 1∶3，且有反光增强，并可有视网膜水肿、有渗出物及视网膜剥离，亦可有点状或火焰状出血。

(8)必要时行 X 线胸片确定有无肺水肿，头颅 CT 或 MRI 检查确定有无颅内出血、脑水肿、可逆性后部脑病综合征。

四、鉴别诊断

(一)妊娠期高血压、子痫前期与慢性肾炎鉴别

主要的鉴别点在于：慢性肾炎合并妊娠的患者往往会有肾炎的病史，实验室检查会先有蛋白尿，重者可发现管型及肾功能损害，伴有持续性血压升高，眼底可有肾炎性视网膜病变。结束妊娠以后肾功能损害和蛋白尿依然存在。隐匿性肾炎较难鉴别，需仔细询问有关病史，如果年轻孕妇在中期妊娠时即发现有持续性蛋白尿，应进一步做肾小球及肾小管功能检查，除外自身免疫性疾病。

(二)子痫的鉴别诊断

(1)确定癫痫发作对于妊娠状态是否纯属偶然(如脑瘤、动脉瘤破裂)。

(2)是否妊娠状态使癫痫发作加重，如血栓性血小板减少性紫癜(thrombotic thrombocytopenic purpura，TTP)、溶血尿毒综合征(hemolytic uremic syndrome，HUS)、脑静脉血栓形成。

(3)是否这种癫痫发作为妊娠所特有(如子痫)。

鉴别诊断中应考虑以下问题：①无论患者是否有子痫，持续神经系统功能缺损表明存在解剖学异常，如脑卒中或占位性病变。②不伴神经功能缺损的癫痫发作可能由代谢异常(如低钙血症、低钠血症、低血糖)、毒素(撤药或戒酒、药物中毒)、感染(脑膜炎、脑炎、脓毒症)或者新近头部创伤等因素触发。病史、体格检查和实验室检查可有助于鉴别这些疾病与子痫。实验室检查包括电解质、葡萄糖、钙、镁、血液学检查、肾功能检查、肝功能检查和毒物学筛查。患者临床病情稳定时，神经影像学检查在特定病例中有价值。

五、治疗

妊娠期高血压疾病治疗的目的：预防重度子痫前期和子痫发生，降低母儿围产期病率和死亡率，改善围生结局。治疗时需综合考虑孕周、疾病的严重程度及治疗效果。终止妊娠是最有效的治疗措施，其他治疗手段只是缓解病情，为胎儿成熟赢得时间。

治疗基本原则是休息、镇静、预防抽搐、有指征地降压和利尿、密切监测母儿

情况，适时终止妊娠。应根据病情的轻重缓急和分类进行个体化治疗。①妊娠期高血压：一般采用休息、镇静、对症等处理后，病情可得到控制，若血压升高，可予以降压治疗。②子痫前期：预防抽搐，有指征地降压、利尿、镇静，密切监测母胎情况，预防和治疗严重并发症，适时终止妊娠。③子痫：需要及时控制抽搐的发作，防治并发症，经短时间控制病情后及时终止妊娠。④妊娠合并慢性高血压：以降压治疗为主，注意预防子痫前期的发生。⑤慢性高血压并发子痫前期：兼顾慢性高血压和子痫前期的治疗。

(一)一般治疗

1.治疗地点

妊娠期高血压孕妇可居家或住院治疗；非重度子痫前期孕妇应评估后决定是否住院治疗；重度妊娠期高血压、重度子痫前期及子痫孕妇均应住院监测和治疗。

2.休息和饮食

应注意休息，保证充足的睡眠，取左侧卧位，每天休息不少于10小时。左侧卧位可减轻子宫对腹主动脉、下腔静脉的压迫，使回心血量增加，改善子宫胎盘的血供。以前认为住院卧床休息可预防和减少重度子痫前期的发生。但是有研究表明：住院休息并不能改善母儿结局，在分娩孕周、重度子痫前期、早产、FGR、新生儿转新生儿加强监护病房、围产儿死亡率方面均无差别。保证摄入足量的蛋白质和热量；适度限制食盐摄入。

3.镇静

对于精神紧张、焦虑或睡眠欠佳者可给予镇静剂，必要时可睡前口服地西泮2.5～5.0 mg。

(二)降压治疗

降压的目的是预防心脑血管意外和胎盘早剥等严重母胎并发症。对于收缩压≥21.3 kPa(160 mmHg)和(或)舒张压≥14.7 kPa(110 mmHg)的高血压孕妇应进行降压治疗；收缩压≥18.6 kPa(140 mmHg)和(或)舒张压≥12.0 kPa(90 mmHg)的高血压患者也可应用降压药。

目标血压：孕妇未并发器官功能损伤，收缩压应控制在17.3～20.7 kPa(130～155 mmHg)为宜，舒张压应控制在10.7～14.0 kPa(80～105 mmHg)；孕妇并发器官功能损伤，则收缩压应控制在17.3～18.5 kPa(130～139 mmHg)，舒张压应控制在10.7～11.9 kPa(80～89 mmHg)。降压过程力求血压下降平稳，不可波动过大，且血压不可低于 17.3～10.7 kPa(130/80 mmHg)，以保证子宫-胎盘血流灌注。在出现严重高血压，或发生器官损害如急性左心室功能衰竭时，需要紧急降压到目标血压范围，注意降压幅度不能太大，以平均动脉压(MAP)的 10%～25%为宜，24～48 小时达到稳定。

降压药物选择的原则：对胎儿无毒副作用，不影响心排血量、肾血浆流量及子宫胎盘灌注量，不致血压急剧下降或下降过低。孕期一般不使用利尿剂降压，以防血液浓缩、有效循环血量减少和高凝倾向。不推荐使用阿替洛尔和哌唑嗪。硫酸镁不作为降压药使用。妊娠中晚期禁止使用血管紧张素转换酶抑制剂(ACEI)和血管紧张素Ⅱ受体阻滞剂。

1.拉贝洛尔

α 和 β 受体阻滞剂，降低血压但不影响肾及胎盘血流量，并增加前列环素水平、降低血小板消耗及对抗血小板的凝集，促进胎儿肺成熟。该药显效快，不引起血压过低或反射性心动过速。在早孕期使用 β 受体阻滞剂，可能导致 FGR。用法：50～150 mg 口服，3～4 次/天，最大量 2 400 mg/d。静脉注射：初始剂量 20 mg，10 分钟后未有效降压则剂量加倍，最大单次剂量 80 mg，直到血压被控制，每天最大总剂量 220 mg。静脉滴注：50～100 mg 加入 5%葡萄糖溶液 250～500 mL，根据血压调整滴速，血压稳定后改口服。不良反应为头皮刺痛及呕吐。但是如果有房室传导阻滞、脑出血等情况，拉贝洛尔要慎用，哮喘和充血性心力衰竭的患者是禁忌。

2.硝苯地平

二氢吡啶类钙离子通道(简称钙通道)阻滞剂，可阻止细胞外钙离子穿透细胞膜进入细胞内，并抑制细胞内肌浆网的钙离子释入细胞质，从而可解除外周血管痉挛，使全身血管扩张，血压下降，由于其降压作用迅速，除紧急时舌下含服 10 mg，目前不主张常规舌下含化。用法：5～10 mg 口服，每天 3～4 次，24 小时总量不超过 60 mg。缓释片 20 mg 口服，1～2 次/天。其不良反应为心悸、头痛，与硫酸镁有协同作用。

3.尼莫地平

二氢吡啶类钙通道阻滞剂，其优点在于可选择性扩张脑血管。用法：20～60 mg口服，每天 2～3 次；或 20～40 mg 加入 5%葡萄糖溶液 250 mL 中静脉滴注，每天总量不超过 360 mg，该药不良反应为头痛、恶心、心悸及颜面潮红。

4.尼卡地平

二氢吡啶类钙通道阻滞剂，通过抑制钙离子流入血管平滑肌细胞而发挥血管扩张作用，并能抑制磷酸二酯酶，使脑、冠状动脉及肾血流量增加，起到降压作用。此药对心肌不产生负性肌力作用。用法：口服初始剂量 20～40 mg，3 次/天。静脉滴注：每小时 1 mg 为起始剂量，根据血压变化每 10 分钟调整用量。不良反应有脚肿、头晕、头痛、脸红。较少有心悸、心动过速、心绞痛加重，常是反射性心动过速的结果，减小剂量或加用 β 受体阻滞剂可以纠正。

5.酚妥拉明

α 受体阻滞剂，静脉滴注：10～20 mg 加于 5%葡萄糖溶液 100～200 mL，以 10 μg/min 的速度开始，根据降压效果调整滴注剂量。不良反应为心动过速及直立性低血压。

6.硝酸甘油

该药作用于氧化亚氮合酶，可同时扩张静脉和动脉，降低心脏前、后负荷，主要用于合并急性心功能衰竭和急性冠状动脉综合征时的高血压急症的降压治疗。起始剂量 5～10 μg/min 静脉滴注，每 5～10 分钟增加滴速至维持剂量 20～50 μg/min。不良反应为面部潮红、搏动性头痛，量大时可致直立性低血压。青光眼及颅内高压禁用。

7.甲基多巴

该药可兴奋血管运动中枢的 α 受体，抑制外周交感神经而降低血压，妊娠期使用效果较好。用法：250 mg 口服，每天 3 次。其不良反应为嗜睡、便秘、口干、心动过缓。

8.硝普钠

强有力的速效血管扩张剂，扩张周围血管使血压下降。由于药物能迅速通过胎盘进入胎儿体内，并保持较高浓度，其代谢产物（氰化物）对胎儿有毒性作用，产前应用时间不宜超过 4 小时。分娩期或产后血压过高，应用其他降压药效果不佳时，方考虑使用。剂量为 50 mg 加入 5%葡萄糖溶液 500 mL，按 0.5～0.8 μg/(kg·min)缓慢静脉滴注，开始以 6 滴/分，以后每 5 分钟测血压一次，按血压下降情况，每 5 分钟加 2 滴，直至出现满意降压效果为止，一般控制血压在 18.6～12.0 kPa(140/90 mmHg)即可，并继续维持此血压水平。硝普钠溶液必须避光。用药不宜超过 72 小时。用药期间，应严密监测血压及心率。

（三）硫酸镁防治子痫

硫酸镁是子痫治疗的一线药物，也是重度子痫前期预防子痫发作的预防用药。硫酸镁控制子痫再次发作的效果优于地西泮、苯巴比妥和冬眠合剂等镇静药物。除非存在硫酸镁应用禁忌证或者硫酸镁治疗效果不佳，否则不推荐使用苯巴比妥和苯二氮䓬类药物（如地西泮）预防或治疗子痫。对于非重度子痫前期的患者也可酌情考虑应用硫酸镁。

1.作用机制

镁离子抑制运动神经末梢释放乙酰胆碱，阻断神经肌肉接头间的信息传导，使骨骼肌松弛；镁离子刺激血管内皮细胞合成前列环素，抑制内皮素合成，降低机体对血管紧张素Ⅱ的反应，从而缓解血管痉挛状态；镁离子通过阻断谷氨酸通道阻止钙离子内流，解除血管痉挛、减少血管内皮损伤；镁离子可提高孕妇和胎儿血红蛋白的亲和力，改善氧代谢。

2.用药指征

控制子痫抽搐及防止再抽搐；预防重度子痫前期发展成为子痫；子痫前期临产前用药，预防产时或产后子痫抽搐。

3.用药方案

（1）控制子痫：静脉用药，负荷剂量为 4～6 g（常用 5 g），溶于 10％葡萄糖溶液 20 mL 静脉推注（15～20 分钟），或加入 5％葡萄糖溶液 100 mL 内快速静脉滴注（20 分钟内），继而 1～2 g/h 静脉滴注维持。或者夜间睡眠前停用静脉给药，改用肌内注射，用法为 25％硫酸镁 20 mL＋2％利多卡因 2 mL 深部臀肌内注射。24 小时硫酸镁总量 25～30 g。

（2）预防子痫发作：负荷和维持剂量同控制子痫处理。一般每天静脉滴注 6～12 小时，24 小时总量不超过 25 g；用药期间每天评估病情变化，决定是否继续用药。

4.使用时间

美国推荐于引产和产时可以持续使用硫酸镁，若剖宫产术中应用要注意产妇心脏功能；产后继续使用 24～48 小时。若为产后新发现高血压合并头痛或视物模糊，建议启用硫酸镁治疗。

（1）轻度子痫前期：即使不接受硫酸镁治疗，发生子痫的概率很低，大约为 1/200。大多数是于足月后或产后发生。如果是临产后发展为子痫，常为自限性，对母体不会带来非常大的并发症。如果要使子痫发生率降低 50％，需要治疗 400 例轻度子痫前期才能预防 1 例子痫的发生，硫酸镁治疗产生的不良反应远大于所带来的好处。因此，在轻度子痫前期患者常规使用硫酸镁预防子痫，值得商榷。

（2）重度子痫前期：不用硫酸镁治疗时重度子痫前期发生子痫的发生率为 2％，用硫酸镁治疗时子痫发生率为 0.6％，因此治疗 71 例重度子痫前期就可以预防 1 例子痫。用硫酸镁治疗提示有发生子痫征兆的重度子痫前期的患者，每治疗 36 例就能预防 1 例子痫的发生，这类患者是硫酸镁的最佳适应证。

5.毒性反应

正常孕妇血清镁离子浓度为 0.75～1.00 mmol/L，治疗有效浓度为 2.5～3.5 mmol/L，若血清镁离子浓度超过 3.5 mmol/L 即可发生镁中毒。镁中毒在肾功能良好的女性中并不常见。毒性与血清镁浓度相关：浓度为 3.5～5.0 mmol/L时发生膝反射消失，浓度为 5.0～6.5 mmol/L 时发生呼吸麻痹，浓度大于 7.5 mmol/L 时心脏传导发生变化，浓度＞12.5 mmol/L 时发生心搏骤停。

镁中毒首先表现为膝反射减弱或消失，继之出现全身肌张力减退、呼吸困难、复视、语言不清，严重者可出现呼吸肌麻痹，甚至呼吸、心跳停止，危及生命。

6.注意事项

用药前及用药过程中应注意以下事项：定时检查膝反射是否减弱或消失；呼吸不少于 16 次/分；尿量每小时不少于 17 mL 或每 24 小时不少于 600 mL；硫酸镁治疗时需备钙剂，一旦出现中毒反应，立即停用硫酸镁并缓慢（5～10 分钟）静脉注射 10％葡萄糖酸钙 10 mL，1 g 葡萄糖酸钙静脉推注可以逆转轻至中度呼吸抑制。

（四）扩容

子痫前期孕妇需要限制补液量以避免肺水肿。除非有严重的液体丢失（如呕吐、腹泻、分娩失血）使血液明显浓缩，血容量相对不足或高凝状态者，通常不推荐扩容治疗。扩容疗法可增加血管外液体量，导致一些严重并发症的发生，如心功能衰竭、肺水肿等。子痫前期孕妇出现少尿如无肌酐水平升高不建议常规补液。

（五）镇静

适当镇静可消除患者的焦虑和精神紧张，改善睡眠、预防子痫发作。

1.地西泮

具有较强的镇静、抗惊厥、肌肉松弛作用，对胎儿及新生儿的影响较小。用法：2.5～5.0 mg 口服，每天 2～3 次，或者睡前服用；或 10 mg 肌内注射或静脉缓慢推入（＞2 分钟），必要时间隔 15 分钟后重复给药。1 小时内用药超过 30 mg 可能发生呼吸抑制，24 小时总量不超过 100 mg。

2.冬眠药物

由氯丙嗪（50 mg）、哌替啶（100 mg）和异丙嗪（50 mg）3 种药物组成，可广泛抑制神经系统，有助于解痉降压，控制子痫抽搐。用法：1/3～1/2 量肌内注射，或以半量加入 5%葡萄糖溶液 250 mL 静脉滴注。

(1)优点：能解除血管痉挛，改善微循环；降压作用迅速，而且可降低机体新陈代谢速度，因而可有助于提高机体对缺氧的耐受性；并对大脑皮质和自主神经系统有广泛抑制作用，从而减轻机体对不良刺激的反应，有利于控制子痫抽搐。

(2)缺点：血压易急速下降，可使肾及胎盘血流量更为不足，对胎儿不利，重症患者常有肝损，如使用较多的冬眠合剂，可加重肝功能损害；氯丙嗪又可抑制 ATP 酶系统，影响细胞的钠泵功能，有时可导致低血钾出现。故仅应用于硫酸镁控制抽搐效果不佳者。

3.苯巴比妥钠

具有较好的镇静、抗惊厥、控制抽搐作用，用于子痫发作时 0.1 g 肌内注射，预防子痫发作 30 mg 口服，每天 3 次。由于该类药物可致胎儿呼吸抑制，分娩 6 小时前宜慎重。

(六)利尿药物

子痫前期患者存在血液浓缩、有效循环血量减少和高凝状态，利尿剂减少血容量、加重血液浓缩、减少胎盘灌流，目前不主张常规使用利尿剂，主张有指征应用。仅当孕妇全身水肿、肺水肿、脑水肿、肾功能不全、急性心力衰竭时，可酌情使用利尿剂。

1.氢氯噻嗪

作用于肾髓袢升支皮质部及远曲小管前段的利尿剂，使钠、钾、氯和水分排出增多。此药较为安全。常用量：每天 2 次，每次 25 mg。

2.呋塞米

主要作用于肾髓袢升支，为高效利尿剂，有较强的排钠、排钾作用，容易造成电解质平衡失调，对脑水肿、无尿或少尿患者的疗效显著，与洋地黄并用，对于控制妊娠期高血压疾病相关的心力衰竭作用良好，常用量 20～40 mg，静脉注射(溶于 50%葡萄糖溶液 20 mL)，如 1 小时未见效，可加倍剂量静脉注射，甚至单剂量注射 500～600 mg，24 小时累积可达 1 g。

3.甘露醇

本品为渗透性利尿剂，注入体内后由肾小球滤过，极少由肾小管再吸收，所有滤过的甘露醇均在尿中排出。在尿内排出甘露醇颗粒时，带出大量水分，导致渗透性利尿，同时可丢失大量钠离子，需防止出现低钠血症；大剂量快速滴注甘露醇可导致一过性的血容量增加，故有肺水肿心力衰竭倾向的患者慎用。子痫或子痫前期有颅内压升高时，应用甘露醇降低颅内压可取得一定疗效。常用剂量为20%甘露醇250 mL在15～20分钟快速静脉滴注。如静脉滴注速度缓慢，则利尿作用差。该药属高渗性利尿剂，心力衰竭和肺水肿时禁用。

(七)纠正低蛋白血症

严重低蛋白血症伴腹水、胸腔积液或心包积液者，应补充白蛋白或血浆，同时注意配合应用利尿剂及严密监测病情变化。

(八)促胎肺成熟

孕周<34周并预计在1周内分娩的子痫前期孕妇，均应接受糖皮质激素促胎肺成熟治疗。用法：地塞米松5 mg或6 mg，肌内注射，每12小时1次，连续4次；或倍他米松12 mg，肌内注射，每天1次，连续2天。

目前，尚无足够证据证明地塞米松、倍他米松及不同给药方式促胎肺成熟治疗的优劣，不推荐反复、多疗程产前给药。如果在较早期初次促胎肺成熟后又经过一段时间(2周左右)保守治疗，但终止孕周仍<34周时，可以考虑再次给予同样剂量的促胎肺成熟治疗。

(九)适时终止妊娠

子痫前期孕妇经积极治疗，而母胎状况无改善或者病情持续进展的情况下，终止妊娠是唯一有效的治疗措施。

1.终止妊娠时机

(1)妊娠期高血压、病情未达重度的子痫前期孕妇可期待至孕37周以后。

(2)重度子痫前期孕妇：妊娠不足26周孕妇经治疗病情危重者建议终止妊娠。孕26周至不满28周患者根据母胎情况及当地母儿诊治能力决定是否可以行期待治疗。孕28～34周，如病情不稳定，经积极治疗病情仍加重，应终止妊娠；如病情稳定，可以考虑期待治疗，并建议转至具备早产儿救治能力的医疗机构。孕34周之后的孕妇，可考虑终止妊娠。

(3)子痫：控制病情后即可考虑终止妊娠。

(4)慢性高血压合并妊娠：可期待治疗至38周终止妊娠。

(5)慢性高血压并发子痫前期：伴严重表现的子痫前期(重度)，≥34周则终止妊娠；无严重表现子痫前期(轻度)，37周终止妊娠。

2.终止妊娠指征

重要的是进行病情程度分析和个体化评估，既不失终止时机又争取获促胎肺成熟时间。

(1)重度子痫前期发生母儿严重并发症者，需要稳定母体状况后尽早在24小时内或48小时内终止妊娠，不考虑是否完成促胎肺成熟。严重并发症包括重度高血压不可控制、高血压脑病和脑血管意外、子痫、心功能衰竭、肺水肿、完全性和部分性 HELLP 综合征、DIC、胎盘早剥和胎死宫内。当存在母体器官系统受累时，评定母体器官系统累及程度和发生严重并发症的紧迫性及胎儿安危情况综合考虑终止妊娠时机：例如血小板计数$<100\times10^{9}/L$、肝酶水平轻度升高、肌酐水平轻度升高、羊水过少、脐血流反向、胎儿生长受限等，可同时在稳定病情和严密监护之下尽量争取给予促胎肺成熟后终止妊娠；对已经发生胎死宫内者，可在稳定病情后终止妊娠。总之，母体因素和胎盘-胎儿因素的整体评估是终止妊娠的决定性因素。

(2)蛋白尿及其程度虽不单一作为终止妊娠的指征，却是综合性评估的重要因素之一，需注意母儿整体状况的评估：如评估母体低蛋白血症、伴发腹水和(或)胸腔积液的严重程度及心肺功能，评估伴发存在的母体基础疾病如系统性红斑狼疮、肾脏疾病等病况，与存在的肾功能受损和其他器官受累情况综合分析，确定终止妊娠时机。

3.终止妊娠的方式及分娩期间注意事项

(1)引产：适用于病情控制后，宫颈条件成熟者。先行人工破膜，羊水清亮者，可给予缩宫素静脉滴注引产。第一产程应密切观察产程进展状况，保持产妇安静和充分休息。第二产程应以会阴后-侧切开术、胎头吸引或低位产钳助产缩短产程。第三产程应预防产后出血。产程中应加强母儿安危状况及血压监测，血压控制在<14.7 kPa(110 mmHg)。一旦出现头痛、眼花、恶心、呕吐等症状，病情加重，立即以剖宫产结束分娩。

若宫颈条件不成熟，可以先促宫颈条件成熟后引产。但对于重度子痫前期而言，尽量避免时间过久的引产及成功可能性较低的引产。对孕龄小于32周且Bishop评分较低的重度子痫前期/子痫患者引产时，常出现不确定的胎心描记结果和宫颈扩张失败。在此情况下，仅有不到1/3的早产引产能够经阴道分娩，因此采取剖宫产分娩更为合理。

(2)剖宫产：适用于有产科指征者，宫颈条件不成熟，不能在短时间内经阴道分娩，引产失败，胎盘功能明显减退，或已有胎儿窘迫征象者。产时、产后不可应用任何麦角新碱类药物。

(十)子痫的处理

子痫是妊娠期高血压疾病最严重的阶段，是妊娠期高血压疾病所致母儿死亡的最主要原因,应积极处理。

子痫处理原则:控制抽搐,纠正缺氧和酸中毒,控制血压,抽搐控制后终止妊娠。

1.一般紧急处理

预防患者坠地外伤、唇舌咬伤,须保持气道通畅,维持呼吸、循环功能稳定,密切观察生命体征、尿量(留置导尿管监测)等。避免声、光等一切不良刺激。

2.控制抽搐

硫酸镁是治疗子痫及预防复发的首选药物。静脉用药负荷剂量为 4～6 g,溶于 10%葡萄糖溶液 20 mL,静脉推注(15～20 分钟),或 5%葡萄糖溶液 100 mL快速静脉滴注,继而 1～2 g/h 静脉滴注维持。或者夜间睡眠前停用静脉给药,改用肌内注射,用法为 25%硫酸镁 20 mL+2%利多卡因 2 mL 臀部肌内注射。24 小时硫酸镁总量 25～30 g。当孕妇存在硫酸镁应用禁忌证或硫酸镁治疗无效时,可考虑应用地西泮、苯巴比妥或冬眠合剂控制抽搐。

对于正接受硫酸镁维持治疗的患者,如果复发抽搐,可在维持剂量基础上额外快速(5～10 分钟内)给予 2 g 硫酸镁,并频繁监测镁中毒征象(如膝反射消失、呼吸频率小于 12 次/分)。如果两次快速给药仍不能控制抽搐发作,就应给予其他药物如地西泮 5～10 mg 静脉给药,每 5～10 分钟 1 次,速率≤5 mg/min,最大剂量 30 mg。80%以上的患者使用地西泮后,5 分钟之内可控制癫痫发作。

3.控制血压和监控并发症

脑血管意外是子痫患者死亡的最常见原因。当收缩压持续≥21.3 kPa (160 mmHg)、舒张压≥14.7 kPa(110 mmHg)时要积极降压以预防心脑血管并发症。对于控制高血压和抽搐发作后 10～20 分钟内病情仍无好转的患者,以及有神经系统异常的患者,应请神经科医师进行评估。甘露醇在子痫患者的常规治疗中无效并可能是有害的,因为它可通过受损的血-脑脊液屏障进入大脑,逆转渗透压梯度,从而增加颅内压。对于出现有可能与颅内压增高相关症状/体征(如意识减退、视盘水肿、呼吸抑制)的女性,应请神经科医师会诊协助处理。

4.纠正缺氧和酸中毒

面罩和气囊吸氧,根据二氧化碳结合力及尿素氮值,给予适量 4%碳酸氢钠纠正酸中毒。

5.终止妊娠

子痫控制且病情稳定,应尽快终止妊娠。

(十一)产后处理

重度子痫前期孕妇产后应继续使用硫酸镁至少 24～48 小时，预防产后子痫；注意产后迟发型子痫前期及子痫(发生在产后 48 小时后的子痫前期及子痫)的发生。子痫前期孕妇产后 3～6 天是产褥期血压高峰期，高血压、蛋白尿等症状仍可能反复出现甚至加重，此期间仍应每天监测血压。如产后血压升高≥20.0 kPa(150 mmHg)(两次测量间隔>4 小时)应继续给予降压治疗。哺乳期可继续应用产前使用的降压药物，禁用 ACEI 和 ARB 类(卡托普利、依那普利除外)降压药。产后血压持续升高要注意评估和排查孕妇其他系统疾病的存在。注意监测及记录产后出血量。孕妇重要器官功能稳定后方可出院。产后6 周患者血压仍未恢复正常时应于产后 12 周再次复查血压，以排除慢性高血压，必要时建议内科诊治。

第二节　腹腔妊娠

腹腔妊娠是指位于输卵管、卵巢及阔韧带以外的腹腔内妊娠，是极为罕见的一种异位妊娠，据报道发生率为 1∶15 000 至 1∶30 000，占异位妊娠的 0.003%，孕产妇的死亡率极高，为 5%～20%。围生儿死亡率 75%～95%，先天畸形率高达 50%。腹腔妊娠的早期诊断和及时干预有助于降低孕产妇死亡率。

一、病因与分类

腹腔妊娠受精卵可以种植在腹膜、肠系膜、大网膜、盆壁、肠管、子宫直肠凹陷等处，少有种植在肝脏、脾脏及横结肠脾曲的报道。腹腔妊娠好发于既往有不孕史、人工流产史、盆腔炎症史、子宫内膜异位症、吸毒的患者，或是试管婴儿(IVF-ET)患者。

腹腔妊娠分为原发性和继发性两种类型，以后者多见。原发性腹腔妊娠是指卵子在腹腔内受精、种植及生长发育。

原发性腹腔妊娠诊断需要符合 3 个条件：①双侧输卵管、卵巢正常，无近期妊娠的表现；②无子宫腹膜瘘；③妊娠只存在腹腔内，而且妊娠期短，足以排除输卵管妊娠。但第三点常不易鉴别。

继发性腹腔妊娠绝大部分是输卵管妊娠破裂或流产后，孕囊落入腹腔种植在某一部位继续发育,小部分是来源于卵巢妊娠;或宫内妊娠而子宫存在缺陷导致子宫破裂后孕囊落入腹腔中继续发育造成的,如子宫瘢痕处破裂、子宫憩室自然破裂、宫角妊娠破裂后等。

二、病理生理

促使受精卵原发种植于腹膜的因素有 2 种:①体腔上皮具有转化的能力,可以发展为类似副中肾管上皮的组织,子宫后腹膜表面常可见蜕膜反应是证明体腔上皮有转化可能的依据;②子宫内膜种植在腹膜表面有利于受精卵的种植。继发性腹腔妊娠较原发性为多见,指输卵管妊娠流产或破裂,妊娠物流入腹腔内,种植在腹膜或其他脏器表面,或未完全脱离输卵管而继续得以血供在腹腔内生长发育。继发性腹腔妊娠也可继发于卵巢内或子宫内的妊娠,因子宫上有缺损(如剖宫产、剖宫取胎、子宫肌瘤剥除术之瘢痕)而自发破裂或子宫腹膜瘘,子宫憩室或始基子宫发育欠佳等自然破裂,妊娠物经破口或瘘口被挤压流入腹腔内,继续生长发育为腹腔妊娠。

三、临床表现

腹腔妊娠一般无特异性的临床表现。

早期腹腔妊娠多数有停经史、腹痛、阴道流血等一般异位妊娠表现,也可能伴有恶心、呕吐、嗳气、便秘等非特异性症状,难以与输卵管妊娠鉴别。有资料显示约 50%的误诊率,多是在手术中确诊。若胚胎早期死亡,与腹腔组织粘连形成包块,则有可能误诊为卵巢肿瘤、附件包块等。

中晚期腹腔妊娠患者常感到腹部不适、腹痛,尤其是在胎动时,无伴有阴道流血,有部分患者有嗳气、便秘,随着孕周增加、胎儿长大,症状逐渐加重。腹部体查:子宫轮廓不清,但易触及胎儿肢体,胎先露高浮,位于骨盆入口上方,胎位异常(以肩先露多见),可以在患者下腹听到母体血管杂音,胎心音清晰。阴道检查:宫颈位置高,腹部触及胎儿外,触及另一实性包块,实为子宫,较妊娠周数小,但有时不易触及。接近孕足月时则不规律宫缩,假临产表现,但宫颈条件不改善,宫颈口不扩张,经宫颈管不能触及胎儿先露部。

若胎儿死亡,妊娠反应消失,粘连的脏器及大网膜包裹死胎,软组织吸收,仅遗留胎儿骨骼,形成石胎或干尸化,有可能误诊为腹部包块。若继发感染,形成脓肿,胎儿骨骼有可能向腹壁、肠管、阴道、膀胱形成窦道排出体外。胎儿死亡后长期稽留体内,有可能引起凝血功能障碍的表现。

若孕囊或胎盘种植引起大出血或母体脏器破裂,则出现剧烈腹痛、腹腔内出血、贫血、休克等症状。

四、诊断

符合上述的临床表现，另外，孕期反复或持续腹痛，多种方法引产失败，应警惕腹腔妊娠存在。结合辅助检查，有助于诊断。越早诊断，越有利于治疗，将危害减低。

（一）B超

B超是目前诊断腹腔妊娠的较为广泛的应用方法，可以较清晰地显示子宫大小、宫外孕囊、胎儿及胎盘及它们与腹腔周围脏器的关系，而且费用低，可以重复进行。约30%的术前诊断由B超诊断，但是仍有较高漏诊率。建议早孕期使用阴道B超，因子宫后倾、肥胖、腹部瘢痕可能影响经腹B超的准确性。阴道B超分辨率高，距离近，可以更清晰地显示宫内内容物和其与宫颈/阴道的关系。

B超显示：①子宫均匀增大，宫腔回声线条状，居中，无孕囊或胎体的反射；②羊水无回声区，液性暗区接近体表，若宫内放置一探条更有助于诊断；③胎儿发育受限，胎位异常，伴有羊水过少，部分合并先天畸形注意排除腹腔妊娠，另外正常妊娠患者一般无腹水，合并腹水的患者也要注意。也有报道提出由于腹腔妊娠诊断有一定的难度，但可根据其发生特点，对腹痛者在超声检查时除观察胎儿及附属物外应仔细扫查子宫轮廓，观察有无浆膜层中断，有剖宫产史者还应仔细观察切口处情况。

（二）腹部X线

未见正常增大的子宫及胎盘阴影。胎儿紧贴母体的脊柱部位。

（三）MRI检查

目前诊断腹腔妊娠的新方法。无CT电离辐射影响，与B检查相比对软组织分辨率更高，不受母体结构中骨骼、脂肪、气体的影响，可以多方位成像，除了显示胎儿位于腹腔内增大的子宫外，还可见胎儿的脏器发育情况，有无畸形，胎盘的位置、血供、发育情况，与周围什么脏器粘连，可以准确评估子宫、胎儿、胎盘与盆腹腔脏器的关系，为明确诊断与制订手术方案提供依据。而且它快速成像，使患者可以短时间内屏气，图像不受干扰，同时时间短不受胎动的影响，但是在胎儿器官发生期使用仍需谨慎。另外，其费用高昂及设备有限限制了它的应用。

有研究发现腹腔妊娠的患者血清中甲胎蛋白升高。

五、鉴别诊断

输卵管妊娠：同样有停经史、腹痛、阴道流血等表现，孕早期两者术前难以鉴别，多在术中发现。

卵巢囊肿：一般胎儿死亡，粘连的脏器及大网膜包裹死胎，形成类似卵巢囊肿包块，手术探查时确诊。

六、治疗

对于腹腔妊娠的处理，没有绝对一致的意见，但原则上一旦确诊，应立即手术治疗终止妊娠。具体手术方式因孕期长短、胎盘情况而异。

（一）早孕期的处理

早期的腹腔妊娠妊娠组织物小，胎盘尚未形成，附着部位较容易止血，但附着部位具有多样化，处理与一般异位妊娠相似。以往手术方式多为开腹手术，但现在腹腔妊娠不再是腹腔镜的手术禁忌证，并具有优势。腹腔镜可以将腹腔妊娠周围组织放大数倍，彻底地清除残留的绒毛组织。创面出血采用双极电凝止血，尽可能地减少对周围组织的损伤。手术的关键是依据探查的情况以及孕周、孕囊或绒毛种植部位和面积等决定手术方式。有报道认为：①如孕囊或绒毛种植面积小，仅种植在子宫后壁或阔韧带表面、宫骶韧带、大网膜上，而子宫动脉及卵巢未被波及，且能结扎止血，则可以行电凝切除法或内套圈套扎后切除法完整切除孕囊或绒毛（电凝法系电凝腹腔妊娠的基底部后用腹腔镜组织剪沿电凝部位剪除腹腔妊娠；内套圈套扎后切除法系用腹腔镜内套圈沿腹腔妊娠的周围组织套扎，然后在套扎线以上 0.5 cm 处用腹腔镜组织剪除腹腔妊娠组织）。若创面渗血，则加用巴曲酶与生物纤维蛋白原喷涂在创面上止血，避免过度损伤腹腔妊娠覆着的组织。②如孕囊或绒毛种植面积宽、种植部位特殊、无法完全切除时，可适当在靠近孕囊或绒毛处结扎后电凝切除，术后辅助化学治疗（简称化疗），以便杀灭残留的绒毛组织。③若切除孕囊或绒毛可能引起大出血或被迫切除孕囊或绒毛附着器官时（例如肠管），则应慎重选择术式，必要时与腔镜外科合作共同完成相应器官的手术。

（二）中期腹腔妊娠（孕 12～28 周）处理

不考虑胎儿情况，一旦确诊尽快手术终止妊娠。

（三）晚期腹腔妊娠处理

（1）孕 28～34 周胎儿存活者，无腹痛及其他不适，胎儿发育良好，无明显畸形，胎盘位于下腹部，母亲一般情况良好，如患者及家属强烈要求保留胎儿，充分知情同意，有在医院内严密监护及随时手术、输血的医疗条件下，可适当延长孕周，促胎肺成熟后终止妊娠，可改善新生儿预后。但期待治疗对母胎有风险，胎儿突然死亡以及腹腔大出血概率增加。

(2)孕周>34 周胎儿存活者，尽快剖腹取胎。术前必须准备充足的血源，开放中心静脉，取纵切口，手术前请相关科室会诊，评估手术风险。若条件不足，应转上级医院处理。未娩出胎儿前尽量避免触动胎盘导致大出血。

中晚期腹腔妊娠的手术治疗中的关键是对胎盘的处理。这必须根据胎盘种植部位、胎儿是否死亡及死亡时间长短来个体化决定。注意切除胎盘有可能引起大出血、脏器穿孔而被迫切除胎盘附着器官，尤其胎盘长入脏器中或者广泛影响脏器无法切除时，有可能导致患者休克甚至死亡。如果胎盘种植面积小，仅种植于子宫后壁、输卵管、阔韧带或大网膜等表面，子宫动脉及卵巢未被波及，且能结扎止血，则可以考虑一期切除胎盘。胎盘附着于腹膜、肠系膜等血管丰富处，胎儿存活或死亡不久(<4 周)，则不能触动胎盘，在紧贴胎盘处结扎切断脐带取出胎儿，将胎盘留在腹腔内，约需半年逐渐自行吸收。若术中发现胎儿死亡已久，胎盘循环停止，胎盘与腹腔脏器粘连不牢固时则可以尝试剥离胎盘，有困难时仍建议胎盘留于腹腔内，一般不做胎盘部分切除，以免造成严重失血性休克。若术中发现胎盘已经部分剥离，出血多，此时无论保留或剥离胎盘都有困难，压迫止血是唯一选择。对于胎盘已有剥离的腹腔妊娠，如果胎盘面积小，应迅速取出胎盘后立即压迫出血部位，出血可能会减少。而对于胎盘较大的腹腔妊娠，一般保留胎盘。

术中保留胎盘者，术后发生腹腔感染、肠梗阻、迟发性的出血以及凝血功能障碍等并发症的概率增加。

目前，对腹腔妊娠术中保留胎盘者，多数文献建议术后使用甲氨蝶呤治疗，但仍存争议。甲氨蝶呤可以破坏滋养细胞，减少胎盘血供和促进胎盘吸收。但也有学者认为使用甲氨蝶呤后可以导致胎盘大面积坏死，可能成为细菌的良好培养基而诱发严重腹腔感染，甚至脓毒血症导致患者死亡，选择不使用甲氨蝶呤待胎盘自行吸收萎缩。

保留胎盘术后预防感染治疗，定期复查血 HCG 水平、血常规及凝血功能，注意体温、腹部体征并动态 B 超监测及时发现异常。若胎盘未吸收而发生感染、肠梗阻、迟发性的出血等，则再度剖腹探查酌情切除胎盘或做引流处理。

围生儿预后：围生儿先天畸形率高，常见畸形包括面部两侧不对称、斜颈、肘或膝蹼化关节变形、肺发育不全，因羊水过少、长期压迫所致。

七、预防

对公众进行性传播疾病危害的教育，严格规范辅助生育技术的使用有助于降低其发生率。

第三节　前置胎盘

前置胎盘是妊娠晚期严重威胁母婴安全的并发症之一，也是导致妊娠晚期阴道出血的最常见原因。1683 年 Portal 首次描述了前置胎盘，1709 年 Schacher 通过尸体解剖首次演示了胎盘和子宫准确的关系。其发生率国外资料报道为 3%～5%，美国 2003 年出生统计数据表明前置胎盘的发生率是 1/300；Crane 等 1999 年对 93 000 例分娩患者进行统计发现前置胎盘的发生率约为 1/300。美国 Parkland 医院 1998－2006 年分娩量为 280 000 例，前置胎盘的发生率约为 1/390。国内资料报道为 0.24%～1.57%，且随着剖宫产率的升高而上升。

一、定义和分类

胎盘的正常附着位置在子宫体的后壁、前壁或侧壁，远离宫颈内口。妊娠 28 周后，胎盘附着于子宫下段，甚至胎盘下缘达到或覆盖宫颈内口，其位置低于胎先露部，称为前置胎盘。根据胎盘下缘与宫颈内口的关系，将前置胎盘分为 4 类。

(一)中央性前置胎盘

胎盘组织完全覆盖宫颈内口。

(二)部分性前置胎盘

胎盘组织部分覆盖宫颈内口。

(三)边缘性前置胎盘

胎盘边缘到达宫颈内口，但未覆盖宫颈内口。

(四)低置胎盘

胎盘附着于子宫下段，其边缘非常接近但未达到宫颈内口。

另有学者根据足月分娩前28天以内阴道超声测量胎盘边缘距宫颈内口的距离进行分类，从而对于分娩方式给予指导。①距宫颈内口20 mm以外：该类前置胎盘不一定是剖宫产的指征；②距宫颈内口11～20 mm：发生出血和需要剖宫产的可能性较小；③距宫颈内口0～10 mm：发生出血和需要剖宫产的可能性较大；④完全覆盖子宫内口：需要剖宫产。需要指出的是，胎盘下缘和子宫内口的关系可随着宫口扩张程度的改变而改变，如宫口扩张前的完全性前置胎盘在宫口扩张4 cm时可能变成部分性前置胎盘，因为宫口扩张超过了胎盘边缘。

二、母婴影响

(一)对母亲的影响

前置胎盘是导致产后出血的重要原因之一，由于前置胎盘患者子宫下段缺乏有效收缩，极易发生产后出血并难以控制，同时前置胎盘常合并胎盘植入，并发胎盘植入进一步增加出血的风险和出血量。尽管20世纪后半期前置胎盘引起的孕妇死亡率显著降低，但前置胎盘仍是引起孕产妇死亡的重要原因。Oyelese和Smulian报道前置胎盘孕产妇的死亡率为30/100 000。前置胎盘的胎盘剥离面位置低，细菌易经阴道上行侵入，加之多数产妇因失血而导致机体抵抗力下降，易发生产褥感染。

(二)对围生儿的影响

早产是前置胎盘引起围生儿死亡的主要原因。美国1997年出生和婴儿死亡登记显示，合并前置胎盘新生儿死亡率增加3倍，这主要是由于早产率的增加。另一项大规模试验报道即使足月分娩新生儿死亡率仍相对增加，这些风险部分与胎儿生长受限(FGR)和产前无产检有关。Crane等发现先天性畸形的增加与前置胎盘有关，通过对孕妇年龄和不明因素控制，他们发现合并前置胎盘时发生胎儿先天性异常的风险增加了2.5倍。

三、高危因素

(一)既往剖宫产史

剖宫产史是前置胎盘发生的独立风险因子，但具体原因不详。Miller等对150 000例分娩病例进行研究发现，有剖宫产史的妇女发生前置胎盘的风险增加了3倍，且风险随着产次和剖宫产的次数增加。有学者报道一次剖宫产后的发生率为2%，2次剖宫产后的发生率为4.1%，3次剖宫产后的发生率则为22%。同时，瘢痕子宫合并前置胎盘还增加了子宫切除的风险。Frederiksen等报道多次剖宫产合并前置胎盘的子宫切除率高达25%,而单次剖宫产史合并前置胎盘的子宫切除率仅为6%。

(二)人工流产史

有报道显示人工流产后即妊娠者前置胎盘发生率为4.6%。人工流产、刮匙清宫、吸宫、宫颈扩张均可损伤子宫内膜,引起内膜瘢痕形成,再受孕时蜕膜发育不良,使孕卵种植下移;或因子宫内膜血供不足,为获得更多血供及营养,胎盘面积增大而导致前置胎盘。流产次数愈多,前置胎盘发生率愈高。

(三)年龄与孕产次

孕妇年龄与前置胎盘的发生密切相关。<20岁前置胎盘的发生率是1/1 500,年龄超过35岁前置胎盘的发生率是1∶100,原因可能与子宫血管系统老化有关。经产妇、多产妇与前置胎盘的发生也有关。Babinszki等发现妊娠次数≥5次者前置胎盘的发生率为2.2%。Ananth等也报道多胎妊娠前置胎盘的发生率较单胎妊娠高40%。

(四)两次妊娠相隔

妊娠的间隔时间也与前置胎盘的发生有关。研究发现分娩间隔超过4年与前置胎盘的发生有关。可能由于年龄的增加引起了子宫瘢痕形成或血管循环较差。

(五)不良生育史

有前置胎盘病史的妇女下次妊娠复发的风险增加10倍。这可能与蜕膜血管化缺陷有关,胎盘早剥与前置胎盘也有一定关系,有胎盘早剥病史的妇女发生前置胎盘的风险增加了两倍。

(六)胎盘面积过大和胎盘异常

胎盘形态异常是前置胎盘发生的高危因素。在双胎或多胎妊娠时,胎盘面积较单胎大常侵入子宫下段。胎盘形态异常主要指副胎盘、膜状胎盘等,副胎盘的主胎盘虽在宫体部,而副胎盘则可位于子宫下段近宫颈内口处;膜状胎盘大而薄,直径可达30 cm,能扩展到子宫下段,其原因与胚囊在子宫内膜种植过深,使包蜕膜绒毛持续存在有关。

(七)吸烟

Williams等发现吸烟女性前置胎盘风险增加了2倍。可能是一氧化碳导致胎盘代偿性肥大,或者蜕膜的血管化作用缺陷导致子宫内膜炎症,或者萎缩性改变参与前置胎盘的形成。

(八)辅助生育技术

与自然受孕相比人工助孕前置胎盘发生风险增加 6 倍,曾自然受孕再次人工辅助生育者,则前置胎盘风险增加 3 倍。

(九)其他

前置胎盘还与男性胎儿有关,前置胎盘在男性胎儿的早产中较多见,原因可能与母体激素或者早熟有关。

四、发病机制

正常情况下孕卵经过定位、黏着和穿透 3 个阶段后着床于子宫体部及子宫底部,偶有种植于子宫下段;子宫内膜迅速发生蜕膜变,包蜕膜覆盖于囊胚,随囊胚的发育而突向宫腔;妊娠 12 周左右包蜕膜与真蜕膜相贴而逐渐融合,子宫腔消失,而囊胚发育分化形成的羊膜、叶状绒毛膜和底蜕膜形成胎盘,胎盘定位于子宫底部、前后壁或侧壁上。如在子宫下段发育生长,也可通过移行而避免前置胎盘的发生。但在子宫内膜病变或胎盘过大时,受精卵种植于下段子宫,而胎盘在妊娠过程中的移行又受阻,则可发生前置胎盘。

有关胎盘移行其实是一种误称,因为蜕膜通过绒毛膜绒毛侵入宫口两边并持续存在,低置胎盘与子宫内口的移动错觉是因为在早期妊娠时无法使用超声对这种三维形态进行精确的定义。

五、临床表现

(一)症状

典型表现是妊娠中晚期或临产时发生无诱因、无痛性反复阴道流血,阴道流血多发生于 28 周以后,也有将近 33%的患者直到分娩才出现阴道流血。胎盘覆盖子宫内口,随着子宫下段形成和宫口的扩张不可避免地会发生胎盘附着部分剥离,血窦开放出血。而子宫下段肌纤维收缩力差,不能有效收缩压闭开放的血窦致使阴道流血增多。第一次阴道流血多为少量且通常会自然停止但可能反复发作,有 60%的患者可出现再次出血。阴道流血发生时间的早晚、反复发生的次数、出血量的多少与前置胎盘的类型有很大关系。完全性前置胎盘往往出血时间早,在妊娠 28 周左右,反复出血的次数频繁,量较多,有时一次大量出血即可使患者陷入休克状态;边缘性前置胎盘初次发生较晚,多在妊娠 37～40 周或临产后,量也较少;部分性前置胎盘初次出血时间和出血量介于上述两者之间。

(二)体征

反复多次或者大量阴道流血,胎儿可发生缺氧、窘迫甚至死亡。产妇如大量出血时可有面色苍白,脉搏微弱,血压下降等休克征象。腹部检查:子宫大小与停经周数相符,先露部高浮,约有15%并发胎位异常,以臀位多见,可在耻骨联合上方听到胎盘杂音。

六、诊断

依据患者高危因素和典型临床表现一般可以对前置胎盘及其类型做出初步判断。但是,准确诊断需要依据。

(一)超声检查

超声检查是目前诊断前置胎盘的主要手段。1966年Gottesfeld等首次通过超声对胎盘位置进行定位。最简单、安全和有效检查胎盘位置的方法是经腹超声,准确率可达98%。运用彩色多普勒超声可预测前置胎盘是否并发胎盘植入,彩超诊断胎盘植入的图像标准主要是胎盘后间隙消失和(或)胎盘实质内有丰富的血流和血窦,甚至胎盘内可以探及动脉血流。1969年Kratochwil首次应用阴道超声进行胎盘定位。经阴道超声可以从本质上改善前置胎盘诊断的准确率。尽管在可疑的病例中将超声探头放入阴道看似很危险,但其实是很安全的。Rani等对经腹超声已经诊断为前置胎盘的75例患者进行会阴超声检测,经分娩验证有前置胎盘的70例患者中发现了69例,阳性预测值为98%,阴性预测值为100%。阴道超声诊断优势:门诊患者的风险评估、阴道试产选择和胎盘植入的筛查。另外,与前置胎盘密切相关的前置血管最初定位于子宫下段,通过阴道超声也能排除。使用阴道超声对产前出血进行检测应当成为常规。

(二)磁共振成像

很多研究报道使用磁共振可以辅助诊断前置胎盘,尤其在诊断后壁胎盘时较超声更具有意义,因为超声很难清晰显示并评价子宫后壁的情况。由于价格昂贵等原因近期使用MRI代替超声检查尚不大可能。

(三)产后检查胎盘及胎膜

对于产前出血患者,产后应仔细检查娩出的胎盘,以便核实诊断。前置部位的胎盘有紫黑色陈旧血块附着,若胎膜破口距胎盘边缘距离<7 cm则为部分性前置胎盘。

七、鉴别诊断

前置胎盘在孕中期主要与前置血管、宫颈疾病引起的出血相鉴别,孕晚期主要与胎盘早剥相鉴别。这些通过病史、临床表现和B超检查一般不难鉴别。

八、治疗

处理原则包括抑制宫缩、止血、纠正贫血和预防感染。具体处理措施应根据阴道出血量、孕周、胎位、胎儿是否存活、是否临产及前置胎盘的类型等综合考虑做出决定。

(一)期待疗法

该疗法指在保证孕妇安全的前提下积极治疗、尽量延长孕周以提高围生儿存活率,适用于妊娠<34周、胎儿存活、阴道流血量不多、一般情况良好的患者。在某些情况下如有活动性出血,住院观察是理想的方法。然而在大多数情况下,当出血停止、胎儿健康、孕妇可出院观察,门诊监测并定期复查彩超监测胎儿的生长情况。但这些患者和家属必须了解可能出现的并发症并能立即送孕妇到医院。Wing等将在家卧床休息与住院治疗的孕24～36周前置胎盘出血的孕妇比较发现,孕妇和围生期结局相似,但却节省了费用。期待疗法的措施包括以下方面。

1.一般处理

多左侧卧位休息以改善子宫胎盘血液循环,定时间断吸氧(3次/天,30分钟/次)以提高胎儿血氧供应,密切观察每天出血量,密切监护胎儿宫内情况。

2.纠正贫血

给予补血药物如多糖铁复合物口服,当患者血红蛋白<80 g/L或血细胞比容<30%,应适当输血以维持正常血容量。

3.抑制宫缩

在期待过程中应用宫缩抑制剂可赢得时间,为促胎肺成熟创造条件,争取延长妊娠24～72小时。可选用的药物包括硫酸镁、利托君等。

4.促胎肺成熟

若妊娠<34周,可应用糖皮质激素促胎肺成熟。常用地塞米松5～10 mg,肌内注射,2次/天,连用2天。紧急情况下,可羊膜腔内注入地塞米松10 mg。糖皮质激素最佳作用时间为用药后24小时到1周,即使用药后不足24小时分娩,也能一定程度地减少新生儿肺透明膜病、早产儿脑室出血的发生率并降低新

生儿死亡率。

(二)终止妊娠

保守治疗成功后，应考虑适时终止妊娠。研究表明，与自然临产或大出血时紧急终止妊娠相比，在充分准备下择期终止妊娠的母儿患病率和病死率明显降低。

1.终止妊娠指征

孕周达36周以上，且各项检查提示胎儿成熟者；孕周未达36周，但出现胎儿窘迫征象者，孕妇反复发生多量出血甚至休克者，无论胎儿是否成熟，为保证母亲安全均应终止妊娠。

2.剖宫产

所有前置胎盘的孕妇都应该剖宫产终止妊娠，除非边沿性前置胎盘产程进展顺利，胎头下降压迫胎盘没有活动性出血者。如果病情稳定则在孕35～36周羊膜腔穿刺提示胎肺已成熟情况下可行择期剖宫产。

(1)术前准备：应做好一切抢救产妇和新生儿的人员和物质准备，向家属交代病情，准备好大量的液体和血液，至少建立2条以上畅通的静脉通道。

(2)切口选择：子宫切口的选择应根据胎盘附着部位而定，若胎盘附着于子宫后壁，选子宫下段横切口；附着于侧壁，选偏向对侧的子宫下段横切口；附着于前壁，根据胎盘边缘位置，选择子宫体部或子宫下段纵切口。无论选择哪种切口均应尽量避开胎盘。

(3)止血措施：①胎儿娩出后，立即从静脉和子宫肌壁注射缩宫素各10 U，高危患者可选用欣母沛250 μg肌内注射或子宫肌壁注射。②如果无活动性出血，可等待胎盘自然剥离；如有较多的活动性出血，应迅速徒手剥离胎盘，并按摩子宫促进宫缩，以减少出血量。③胎盘附着部位局限性出血可以加用可吸收缝线局部“8”字缝合，或者用止血纱布压迫；如果仍然出血，子宫收缩乏力，宫腔血窦开放，则需要用热盐水纱布填塞宫腔压迫止血。1989年Druzin报道子宫下段宫腔填塞纱布能够有效止血，纱布在填塞12个小时后自阴道取出。④对少部分浅层植入、创面不能缝扎止血者，应迅速缝合子宫切口以恢复子宫的完整性和正常的解剖位置，促进宫缩。⑤活动性出血严重，采用上述方法均不能止血者，可行子宫动脉或髂内动脉结扎；对肉眼可见的大面积胎盘植入无法剥离者，应该当机立断行子宫切除术。

3.阴道分娩

边缘性前置胎盘和低置胎盘、枕先露、阴道流血不多、估计在短时间内能结束分娩者，可以试产。可行人工破膜，让胎头下降压迫胎盘前置部分止血，并可促进子宫收缩加快产程。若破膜后胎头下降不理想、产程进展不良或仍然出血者，应立即改行剖宫产。阴道分娩时如果胎盘娩出困难禁止强行剥离。

九、胎盘植入和凶险型前置胎盘

（一）胎盘植入

胎盘植入是由于子宫底蜕膜发育不良，胎盘绒毛侵入或穿透子宫肌层所致的一种异常的胎盘种植。按植入程度不同，可分为侵入性胎盘：胎盘绒毛进入蜕膜基底层；植入性胎盘：胎盘绒毛侵入子宫肌层；穿透性胎盘：胎盘组织侵入邻近器官。按胎盘植入面积不同，可分为完全性和部分性植入。文献报道胎盘植入的发生率 0.001％～0.900％，发生率的变化取决于胎盘植入的诊断标准（临床或者组织病理学的诊断）和所研究人群。与 1950 年报道的数据相比，近年来胎盘植入的发生率增加了将近 10 倍，原因可能是剖宫产率的增加。

胎盘植入的风险因子包括孕妇年龄≥35 岁、子宫瘢痕、黏膜下肌瘤、宫腔粘连综合征、剖宫产再次妊娠间隔时间短和胎儿性别。前置胎盘并发胎盘植入的概率为 1.18％～9.30％。胎盘植入的一些风险因子和并发症可能导致两者共存。

由于胎盘植入可发生致命性大出血，危及产妇生命，所以对胎盘植入的关键是控制出血，方法包括子宫切除和保留子宫的保守治疗方法。

（二）凶险型前置胎盘

1993 年 Chattopadhyay 首先将前次剖宫产，此次为前置胎盘者定义为凶险型前置胎盘。凶险型前置胎盘可包括以下几种情况：①有剖宫产史的中央性前置胎盘，且胎盘主体在子宫前壁；②年龄＞35 岁，有多次流产史，彩超高度怀疑胎盘植入者；③超声显示胎盘面积较大，胎盘“端坐”子宫颈口上方，附着于子宫下段前后左右壁，宫颈管消失者；④剖宫产术中见子宫下段饱满，整个子宫下段前壁及两侧壁血管怒张明显者。凶险型前置胎盘产前出血量与普通型前置胎盘无差别，但产后出血量及子宫切除率却大大增加。据报道其剖宫产术中平均出血量高达 3 000 mL 以上，甚至可达 10 000 mL 以上，子宫切除率也高达 50％以上。

凶险型前置胎盘在终止妊娠时要注意：①安排有丰富经验的产科医师上台手术，并有优秀的麻醉医师在场；②要有良好的医疗监护设备，建立两条以上畅通的静脉通道及配备大量的血源（至少 3 000 mL）；③此类孕妇多数要行子宫切除术，医患双方要有思想准备，术前应向孕妇及家属充分告知风险；④当出现不可控制的大出血时，子宫切除的抉择应当机立断。

第四节 胎盘早剥

胎盘早剥是指妊娠 20 周后或分娩期,正常位置的胎盘于胎儿娩出前,部分或全部从子宫壁剥离。是妊娠晚期的一种严重并发症,起病急、进展快,若处理不及时可危及母儿生命,围产儿死亡率为 20%～35%,是无胎盘早剥的 15 倍。

一、发病率

胎盘早剥国外发病率为 1%～2%,国内为 0.46%～2.10%。妊娠晚期发生阴道流血者 30%存在着胎盘早剥,胎盘早剥占所有出生的 1%。发生率高低与分娩后是否仔细检查胎盘有关。

二、危险因素及发病机制

胎盘早剥的发病机制尚未完全阐明,其发病可能与以下因素有关。

(一)年龄增加和产次

国内外有文献报道,年龄增加及产次增加均可增加胎盘早剥发病的风险,35 岁以上者发生胎盘早剥的风险增加。

(二)孕妇血管病变

子痫前期、子痫、慢性高血压合并妊娠等妊娠期高血压疾病均可以导致胎盘早剥;妊娠期高血压疾病者胎盘微血管发生广泛的痉挛,当底蜕膜螺旋小动脉痉挛或硬化,引起远端毛细血管缺血坏死以致破裂出血,血液流至底蜕膜层形成血肿,导致胎盘自子宫壁剥离。

(三)胎膜早破

有资料记载,胎膜早破并发胎盘早剥者占全部胎盘早剥的 28.6%,胎膜早破并发胎盘早剥的发生率为 2.77%,间断腰痛、血性羊水、胎心异常为常见的临床表现。胎膜早破并发胎盘早剥时围产儿的死亡率为 12.5%。

(四)吸烟

国外有学者报道,吸烟是胎盘早剥的独立危险因素,妊娠妇女如果戒烟,则可将胎盘早剥的风险降低 7%。

(五)孕前低体重

国外文献表明,孕前体质指数(BMI)与胎盘早剥的发生有关,BMI<18.5 的低体重者,妊娠中并发胎盘早剥的风险增加 20%～30%。相反,也有文献报道,孕前肥胖者,只要在妊娠期间体重均匀增加,其发生胎盘早剥的风险却降低。

(六)血栓形成倾向

妊娠发生静脉血栓形成的危险度比正常状态高出 2～4 倍,如果妊娠的妇女携带有与易栓症相关的血栓形成因子,发生静脉血栓形成的危险度更会加剧。血栓形成倾向这一高凝状态可能损害胎盘的血液循环,更容易有血栓形成,严重的会有胎盘梗死,从而导致各种病理情况发生:胎盘早剥、流产、先兆子痫与胎儿宫内发育迟缓等。

(七)先前妊娠发生的早剥

前次妊娠有发生胎盘早剥病史者,该次妊娠再次发生胎盘早剥的风险增加;但是临床上对于胎盘早剥者再发风险的发生率不清。

(八)子宫肌瘤

子宫肌瘤合并妊娠者,在妊娠期间肌瘤可增大,并导致胎盘早剥等不良结局。

(九)创伤

外伤后,胎盘局部底蜕膜血管破裂,出血后形成血肿,如果血肿持续扩大,导致胎盘自附着的母体面剥离。

(十)男胎儿者发生胎盘早剥的时间较早

芬兰有学者报道,男胎儿者较女胎儿者发生胎盘早剥的时间更早,但是具体机制未明。

(十一)子宫静脉压突然升高

妊娠晚期或临产后,孕产妇长时间取仰卧位时,可发生仰卧位低血压综合征。此时由于巨大的妊娠子宫压迫下腔静脉,回心血量减少,血压下降,而子宫静脉淤血,静脉压升高,导致蜕膜静脉床淤血或破裂,导致部分或全部胎盘自子宫壁剥离。

(十二)宫腔内压力骤减

双胎分娩时第一胎儿娩出过速,羊水过多时人工破膜后羊水流出过快,均可使宫腔内压力骤然降低而发生胎盘早剥。

三、病理

胎盘早剥分为显性剥离、隐性剥离及混合性 3 种类型。胎盘早剥的主要病理变化是底蜕膜出血，形成血肿，使胎盘自附着处剥离。

（一）显性剥离

若剥离面小，血液很快凝固，临床多无症状；若剥离面大，继续出血，形成胎盘后血肿，使胎盘的剥离部分不断扩大，出血逐渐增多，当血液冲开胎盘边缘，沿胎膜与子宫壁之间经宫颈管向外流出，即为显性剥离或外出血。

（二）隐性剥离

若胎盘边缘仍附着于子宫壁上，或胎膜与子宫壁未分离，或胎头已固定于骨盆入口，均能使胎盘后血液不能外流，而积聚于胎盘与子宫壁之间，即为隐性剥离或内出血。由于血液不能外流，胎盘后积血越积越多，宫底随之升高。

（三）混合性出血

当内出血过多时，血液仍可冲开胎盘边缘与胎膜，经宫颈管外流，形成混合性出血。偶有出血穿破羊膜而溢入羊水中，使羊水成为血性羊水。

（四）子宫胎盘卒中

胎盘早剥发生内出血时，血液积聚于胎盘与子宫壁之间，由于局部压力逐渐增大，使血液侵入子宫肌层，引起肌纤维分离，甚至断裂、变性。当血液侵及子宫浆膜层时，子宫表面呈蓝紫色瘀斑，尤其在胎盘附着处更明显，称为子宫胎盘卒中。此时，由于肌纤维受血液浸润，收缩力减弱。有时血液渗入阔韧带以及输卵管系膜，甚至可能经输卵管流入腹腔。

四、临床表现

以阴道流血、腹痛或腰痛，胎心音变化，胎位不清，子宫板硬，血性羊水等为主要临床表现。

（一）轻型

1.以外出血为主的症状

胎盘剥离面通常不超过胎盘的 1/3，多见于分娩期。主要症状为阴道流血，出血量一般较多，色暗红，可伴有轻度腹痛或腹痛不明显，贫血体征不显著。若发生于分娩期则产程进展较快。

2.腹部检查

子宫软，宫缩有间歇，子宫大小与妊娠周数相符，胎位清楚，胎心率多正常，若出血量多则胎心率可有改变，压痛不明显或仅有轻度局部(胎盘早剥处)压痛。

3.产后检查胎盘

可见胎盘母体面上有凝血块及压迹。有时症状与体征均不明显，只在产后检查胎盘时，胎盘母体面有凝血块及压迹，才发现胎盘早剥。

(二)重型

1.以内出血为主要症状

胎盘剥离面超过胎盘的1/3，同时有较大的胎盘后血肿，多见于重度妊娠期高血压疾病。主要症状为突然发生的持续性腹痛和(或)腰酸、腰痛，其程度因剥离面大小及胎盘后积血多少而不同，积血越多疼痛越剧烈。严重时可出现恶心、呕吐，甚至面色苍白、出汗、脉弱及血压下降等休克征象。可无阴道流血或仅有少量阴道流血，贫血程度与外出血量不相符。

2.腹部检查

触诊子宫硬如板状，有压痛，尤以胎盘附着处最明显。若胎盘附着于子宫后壁，则子宫压痛多不明显。子宫比妊娠周数大，且随胎盘后血肿的不断增大，宫底随之升高，压痛也更明显。胎盘后血肿穿破胎膜溢入羊水中成为血性羊水，是胎盘早剥的一个重要体征，因此一旦出现血性羊水应高度怀疑胎盘早剥。偶见宫缩，子宫处于高张状态，间歇期不能很好放松，因此胎位触不清楚。若胎盘剥离面超过胎盘的1/2或以上，胎儿多因严重缺氧而死亡，故重型患者的胎心多已消失。

发生子宫胎盘卒中者，多有血管病变或外伤史，且早产、新生儿窒息、产后出血的发生率显著增高，严重威胁母儿生命。

五、诊断

主要根据病史、临床症状及体征。有腹部外伤史、妊娠期高血压疾病病史者，出现子宫变硬，无间歇期，典型者呈板状腹，胎心音听不清，胎位扪不清。结合以下的辅助检查，即可以诊断。

(一)B超检查

B超是诊断胎盘早剥的最敏感的方法。轻型胎盘早剥由于症状与体征不够典型，诊断往往有一定困难，应仔细观察与分析，并借B型超声检查来确定。文献报道B超的诊断符合率为46.7%～95.0%，敏感性为24%，特异性为96%，阳性预测值为88%，阴性预测值为53%。妊娠20周左右胎盘厚2.0～2.5 cm，一般不超过3 cm，晚期妊娠可为3～4 cm，一般不超过5 cm。

对剥离面积小尤其显性剥离或胎盘边缘部分剥离而无腹痛表现、诊断有难度者应采用每隔20分钟超声动态观察，若发现：①胎盘厚度增厚，回声增强不均匀；②胎盘与宫壁之间的低回声或强回声区扩大；③羊水内出现强回声光点或低回声团块；④胎心减慢至70～100次/分。若有胎盘后血肿，超声声像图显示胎盘与子宫壁之间出现液性暗区，界限不太清楚，对可疑及轻型有较大帮助。重型患者的B超声像图则更加明显，除胎盘与宫壁间的液性暗区外，还可见到暗区内有时出现光点反射(积血机化)、胎盘绒毛板向羊膜腔凸出以及胎儿的状态(有无胎动及胎心搏动)。

(二)胎心监测

胎心监测仪发现胎心率出现基线无变异等缺氧表现，且探及无间歇期的宫缩波、强直收缩等，均提示有胎盘早剥的可能。

(三)胎儿脐血流S/D值升高

该检查对提示轻型胎盘早剥的存在有较好的敏感性。

(四)实验室检查

主要了解患者贫血程度及凝血功能。

1.血尿常规检查

了解患者贫血程度；尿常规了解肾功能情况，必要时尚应作血尿素氮、尿酸及二氧化碳结合力等检查。

2.血浆清蛋白水平

有报道血浆清蛋白水平降低可导致血管内胶体渗透压降低，血管内液渗出至组织间隙，导致组织水肿，可能诱发胎盘早剥。

3.弥散性血管内凝血的筛选试验及纤溶确诊试验

严重的胎盘早剥可能发生凝血功能障碍，主要是由于从剥离处的胎盘绒毛和蜕膜中释放大量的组织凝血活酶(Ⅲ因子)进入母体循环内，激活凝血系统，导致弥散性血管内凝血(DIC)。应进行有关实验室检查，包括DIC的筛选试验(如血小板计数、凝血酶原时间、纤维蛋白原测定和3P试验)以及纤溶确诊试验(如Fi试验即FDP免疫试验、凝血酶时间及优球蛋白溶解时间等)。

试管法：取2～5 mL血液放入小试管内，将试管倾斜，若血液在6分钟内不凝固，或凝固不稳定于1小时内又溶化，提示血凝异常。若血液在6分钟凝固，其体内的血纤维蛋白原含量通常在 1.5 g/L 以上;血液凝固时间超过 6 分钟,且血凝块不稳定,其体内的血纤维蛋白原含量通常在 1.0～1.5 g/L;血液超过30 分钟仍不凝,其体内的血纤维蛋白原含量通常少于 1 g/L,仅适用于基层医院。

六、鉴别诊断

妊娠晚期出血,除胎盘早剥外,尚有前置胎盘、子宫破裂及宫颈病变出血等,应加以鉴别,尤其应与前置胎盘及子宫破裂进行鉴别。

(一)前置胎盘

轻型胎盘早剥,也可为无痛性阴道出血,体征不明显,行 B 型超声检查确定胎盘下缘,即可确诊。子宫后壁的胎盘早剥,腹部体征不明显,不易与前置胎盘区别,B 超检查亦可鉴别。重型胎盘早剥的临床表现极典型,不难与前置胎盘相鉴别。

(二)先兆子宫破裂

往往发生在分娩过程中,出现强烈宫缩、下腹疼痛拒按、烦躁不安、少量阴道流血、有胎儿窘迫征象等。以上临床表现与重型胎盘早剥较难区别。但先兆子宫破裂多有头盆不称、分娩梗阻或剖宫产史,检查可发现子宫病理缩复环,导尿有肉眼血尿等,而胎盘早剥常是重度妊娠期高血压疾病患者,检查子宫呈板样硬。

七、并发症

(一)DIC 与凝血功能障碍

重型胎盘早剥,特别是胎死宫内的患者可能发生 DIC 与凝血功能障碍。临床表现为皮下、黏膜或注射部位出血,子宫出血不凝或仅有较软的凝血块,有时尚可发生尿血、咯血及呕血等现象。对胎盘早剥患者从入院到产后均应密切观察,结合化验结果,注意 DIC 的发生及凝血功能障碍的出现,并给予积极防治。

(二)产后出血

胎盘早剥对子宫肌层的影响及发生 DIC 而致的凝血功能障碍,发生产后出血的可能性大且严重。必须提高警惕。

(三)急性肾衰竭

重型胎盘早剥大多伴有妊娠期高血压疾病,在此基础上加上失血过多、休克时间长及 DIC 等因素,均严重影响肾的血流量,造成双侧肾皮质或肾小管缺血坏死,出现急性肾衰竭。

(四)羊水栓塞

胎盘早剥时,羊水可以经过剥离面开放的子宫血管,进入母体血液循环,羊水中促凝物质和有形成分会造成凝血功能障碍和肺血管栓塞,导致羊水栓塞。

八、治疗

治疗原则:一经诊断,尽快终止妊娠;纠正休克及凝血功能障碍,防止并发症。

(一)纠正休克

患者入院时,情况危重、处于休克状态者,应积极补充血容量,纠正休克,尽快改善患者状况。输血必须及时,输浓缩红细胞、血浆、血小板、纤维蛋白原等。当血红蛋白(Hb)<7 g/L 及血细胞比容(HCT)<25%时,需要输入浓缩红细胞。

(二)及时终止妊娠

胎盘早剥危及母儿的生命安全。母儿的预后与处理是否及时有密切关系。胎儿未娩出前,胎盘可能继续剥离,难以控制出血,持续时间越长,病情越严重,并发凝血功能障碍等并发症的可能性也越大。因此,一旦确诊,必须及时终止妊娠。终止妊娠的方法根据胎次、早剥的严重程度,胎儿宫内状况及宫口开大等情况而定。

(三)分娩方式

1.经阴道分娩

经产妇一般情况较好,出血以显性为主,宫口已开大,估计短时间内能迅速分娩者,可经阴道分娩,先行破膜,使羊水缓慢流出,缩减子宫容积。破膜后用腹带包裹腹部,压迫胎盘使之不再继续剥离,并可促进子宫收缩,必要时配合静脉滴注催产素缩短产程。分娩过程中,密切观察患者的血压、脉搏、宫底高度、宫缩情况及胎心等的变化。有条件者可用胎儿电子监测仪进行监护,更能早期发现宫缩及胎心的异常情况。

2.剖宫产

重型胎盘早剥,特别是初产妇不能在短时间内结束分娩者;胎盘早剥虽属轻型,但有胎儿窘迫征象,需抢救胎儿者;重型胎盘早剥,胎儿已死,产妇病情恶化,处于危险之中又不能立即分娩者;破膜引产后,产程无进展者,均应及时行剖宫产术避免 DIC 和产后出血的发生。一般认为胎盘剥离的时间超过 6 小时发生 DIC 的机会明显增加。术中取出胎儿、胎盘后，应及时行宫体肌内注射宫缩剂、按摩子宫，一般均可使子宫收缩良好，控制出血。若发现为子宫胎盘卒中，同样经注射宫缩剂及按摩等积极处理后，宫缩多可好转，出血亦可得到控制。

3.剖宫产术后全子宫切除术

若子宫仍不收缩，出血多且血液不凝，出血不能控制时，则应在输入新鲜血的同时行子宫切除术。对于胎盘早剥引起的产后大出血、DIC、子宫胎盘卒中是否切除子宫，应持慎重态度，尤其对无存活孩子的年轻妇女。子宫切除术仅适用于经多种措施积极处理后，子宫持续不收缩，出血多且不凝，为预防和治疗 DIC，一般行阴道上子宫切除术，保留双侧附件。

4.胎盘早剥合并胎死宫内者的分娩方式探讨

有人认为，若胎儿已死宫内，如行剖宫产术对再次妊娠不利，可在宫颈上注射阿托品，徒手进入宫腔取胎盘和胎儿。此法并不比剖宫产引起的出血多，同时可减少宫腔或腹腔感染机会。

(四)子宫胎盘卒中的处理

(1)应用缩宫素等收缩子宫类药物，促使子宫收缩。

(2)按摩子宫，直接刺激子宫收缩。

(3)前列腺素 F2α(PGF2α)0.5～1.0 mg，宫体注射，勿注入血管内，以防止血压急剧升高。

(4)结扎子宫动脉上行支，减少子宫血流，达到减少出血或止血的目的。缝合时注意缝合子宫肌层，一方面可以减少子宫血流，避免损伤结扎的血管，另一方面多缝一些肌层止血效果好。

(5)经过以上处理，子宫仍然不能有效收缩者，并出血不止，则果断切除子宫。

(五)防止产后出血

胎盘早剥患者容易发生产后出血，故在分娩后应及时应用子宫收缩剂如催产素、卡前列素氨丁三醇等，并按摩子宫。若经各种措施仍不能控制出血，子宫收缩不佳时，须及时作子宫切除术。若大量出血且无凝血块，应考虑为凝血功能障碍，并按凝血功能障碍处理。产后 24 小时内每 15～30 分钟严密观察并记录患者意识、皮肤颜色、宫底高度、子宫收缩情况、阴道流血量及有无不凝血，监测并记录血压、脉搏、呼吸、尿量，观察全身贫血状态及体征。

(六)凝血功能障碍的处理

1.输纤维蛋白原

若血纤维蛋白原低,同时伴有活动出血,且血不凝,经输入新鲜血等效果不佳时,可输纤维蛋白原 3 g,将纤维蛋白原溶于注射用水 100 mL 中静脉滴注。通常给予 3～6 g 纤维蛋白原即可收到较好效果。每 4 g 纤维蛋白原可提高血纤维蛋白原 1 g/L。

2.输新鲜血浆

新鲜冰冻血浆疗效仅次于新鲜血,尽管缺少红细胞,但含有凝血因子,一般 1 L 新鲜冰冻血浆中含纤维蛋白原 3 g,且可将Ⅴ、Ⅷ因子提高到最低有效水平。因此,在无法及时得到新鲜血时,可选用新鲜冰冻血浆作应急措施。

3.肝素

肝素有较强的抗凝作用,适用于 DIC 高凝阶段及不能直接去除病因者。胎盘早剥患者 DIC 的处理主要是终止妊娠以中断凝血活酶继续进入血内。对于处于凝血障碍的活动性出血阶段,应用肝素可加重出血,故一般不主张应用肝素治疗。

4.抗纤溶剂

6-氨基己酸等能抑制纤溶系统的活动,若仍有进行性血管内凝血时,用此类药物可加重血管内凝血,故不宜使用。目前临床已经较少使用抗纤溶类药物。

(七)预防肾衰竭

在处理过程中,应随时注意尿量,若每小时尿量少于 30 mL,应及时补充血容量;少于 17 mL 或无尿时,应考虑有肾衰竭的可能,可用 20%甘露醇 250 mL 快速静脉滴注,或呋塞米 40 mg 静脉推注,必要时可重复使用,一般多能于 1～2 天内恢复。经处理尿量在短期内不见增加,血尿素氮、肌酐、血钾等明显增高,二氧化碳结合力下降,提示肾衰竭情况严重,出现尿毒症,此时应进行透析疗法,以抢救产妇生命。

九、预防

加强产前检查,积极预防与治疗妊娠期高血压疾病;对合并高血压病、慢性肾炎等高危妊娠应加强管理;妊娠晚期避免仰卧位及腹部外伤;胎位异常行外倒转术纠正胎位时,操作必须轻柔;处理羊水过多或双胎分娩时,避免宫腔内压骤然降低。要严密观察产程,选择宫缩间歇时人工破膜,缓慢放出羊水,防止宫内压骤降。对有产前出血的患者，在排除见红、前置胎盘等因素外，要高度怀疑胎盘早剥，尽快确诊，及时手术，防止 DIC 发生，确保母儿生命安全。

第五节 产道异常

产道异常包括骨产道（骨盆）及软产道（子宫下段、宫颈、阴道）异常，临床上以骨产道异常多见。

一、骨产道异常

骨产道异常包括骨盆形态异常及径线过短。骨盆形态异常或径线过短，使骨盆腔容积小于胎先露部能够通过的限度，称为骨盆狭窄，可以是骨盆的任何一个径线或几个径线小于正常，也可以是一个平面或多个平面同时狭窄。当某一径线短小时需要观察同一平面其他径线的大小，再结合整个骨盆的大小与形态全面衡量，才能对这一骨盆在难产中所起的作用做出比较正确的估计。造成狭窄骨盆的原因有先天性发育异常、出生后营养、疾病和外伤等因素。

骨盆的大小与形态是造成难产的首要因素，是导致头盆不称及胎位异常最常见的原因，因此在对分娩预后做出估计时首先要了解骨盆是否有异常。但正常分娩除与骨盆形状、大小有关外，与产力、胎儿大小、胎位及胎头的可塑性皆有密切关系。即使骨盆正常，胎儿过大或胎位不正，分娩也会遇到困难。相反，骨盆轻度狭小，胎儿一般大小，胎位正常，产力良好也可顺利经阴道娩出。因此不能只从骨盆测量的数值孤立地去估计分娩的难易。

（一）骨盆狭窄的程度

目前有关骨盆狭窄程度的划分尚无统一的标准，主要是对骨盆测量的方法和意见不一致。骨盆的测量可以有 3 种方法，即临床测量、X 线测量以及超声测量。为避免 X 线可能对胎儿产生危害，目前多数人不主张用 X 线测量骨盆，至少不应常规应用。超声测量在临床上尚未普及。故临床测量仍然是衡量骨盆大小的主要方法。

骨盆狭窄的程度一般分为 3 级。

Ⅰ级：临界性狭窄，即径线处于临界值（正常与异常值之交界），需谨慎观察此类产妇的产程，但绝大多数病例可自然分娩。

Ⅱ级：相对性狭窄，包括的范围较广，分为轻、中、重度狭窄3种，此种病例需经过一定时间的试产后才能决定是否可能由阴道分娩，中度狭窄时经阴道分娩的可能性极小，重度狭窄应以剖宫产结束分娩。

Ⅲ级：绝对性狭窄，无阴道分娩的可能，必须以剖宫产结束分娩。

(二)骨盆狭窄的分类

1.骨盆入口平面狭窄

常见于扁平性骨盆，因骨盆入口前后径狭窄较横径狭窄多见，故按入口前后径长短将骨盆入口平面狭窄分为3级：Ⅰ级为临界性狭窄，骶耻外径18.0 cm，对角径11.5 cm，入口前后径10.0 cm，多数可经阴道分娩；Ⅱ级为相对性狭窄，骶耻外径16.5～17.5 cm，对角径10.0～11.5 cm，入口前后径8.5～9.5 cm，需经试产后才能决定是否可以经阴道分娩；Ⅲ级为绝对性狭窄，骶耻外径≤16.0 cm，对角径≤9.5 cm，入口前后径≤8.0 cm，需以剖宫产结束分娩。但对于早产者，胎儿偏小仍不排除有阴道分娩的可能性。根据形态变异分为2种。

(1)单纯扁平骨盆：入口呈横扁圆形，骶岬向前下突出，入口横径正常前后径缩短，骶凹存在。

(2)佝偻病性扁平骨盆：因儿童期维生素D供应不足或长期缺乏太阳照射所致，佝偻病骨盆的形成主要是由于患者体重的压力及肌肉韧带对骨盆牵拉的机械作用，其次是骨盆骨骼在发育过程中的病理改变，现已极少见。佝偻病骨盆的主要特征是入口呈横的肾形，骶岬向前突，入口前后径明显缩短，骶凹消失，骶骨下段变直后移，尾骨前翘，坐骨结节外翻使耻骨弓角度及坐骨结节间径增大。

2.中骨盆平面狭窄

主要为男型骨盆及类人猿型骨盆，以坐骨棘间径及中骨盆后矢状径狭窄为主。中骨盆狭窄常表现为横径短小，因而坐骨棘间径(中骨盆横径)甚为重要，但临床上难以测量，只得用米氏菱形窝横径加1 cm来估计。中骨盆后矢状径可以坐骨切迹底部宽度估计。中骨盆平面狭窄分为3级：Ⅰ级为临界性狭窄，坐骨棘间径10.0 cm，坐骨棘间径加后矢状径13.5 cm；Ⅱ级为相对性狭窄，坐骨棘间径8.5～9.5 cm，坐骨棘间径加后矢状径12.0～13.0 cm；Ⅲ级为绝对性狭窄，坐骨棘间径≤8.0 cm，坐骨棘间径加后矢状径≤11.5 cm。

类人猿型骨盆，又称横径狭窄骨盆，以骨盆各平面横径狭窄为主，入口平面呈纵椭圆形，常因中骨盆及出口平面狭窄影响分娩。

严格地讲，中骨盆除前后径可以直接测得外，坐骨棘间径与后矢状径均需X线摄片测量，在无条件进行X线测量时，可用以下几项临床检查指标估计中骨盆狭窄以及狭窄程度：①坐骨棘明显突出；②坐骨切迹底部宽度小于三横指（<4.5 cm）；③坐骨结节间径（出口面横径）≤7.5 cm。若有以上两项情况存在，考虑为中骨盆狭窄。

3.骨盆出口平面狭窄

骨盆出口平面狭窄常与中骨盆平面狭窄伴行，多见于男型骨盆，骨盆侧壁内收及骶骨直下使坐骨切迹<2 横指、耻骨弓角度<90°，呈漏斗型骨盆。骨盆出口的径线以坐骨结节间径与后矢状径的临床意义最大，尤以前者更为重要。如坐骨结节间径较短，耻骨弓角度变锐，出口平面前部可利用面积减少，如后矢状径有足够的长度，可以补偿坐骨结节间径之不足，胎儿仍有可能娩出。但若坐骨结节间径过于短小（≤6.0 cm）时，即使后矢状径再大也无法补偿。对出口平面狭窄的分级，除需测量坐骨结节间径、坐骨结节间径＋后矢状径外，还应参考出口面前后径的大小。出口面前后径为耻骨联合下至骶尾关节之直线距离，也是胎头必须经过的出口。骨盆出口平面狭窄分为 3 级：Ⅰ级为临界性狭窄，坐骨结节间径 7.5 cm，坐骨结节间径加出口后矢状径 15.0 cm，出口平面前后径 10.5 cm；Ⅱ级为相对性狭窄，坐骨结节间径 6.0～7.0 cm，坐骨结节间径加出口后矢状径 12.0～14.0 cm，出口平面前后径 9.0～10.0 cm；Ⅲ级为绝对性狭窄，坐骨结节间径≤5.5 cm，坐骨结节间径加出口后矢状径≤11.0 cm，出口平面前后径≤8.5 cm。

4.骨盆 3 个平面狭窄

骨盆外形属女型骨盆，3 个平面各径线均比正常值小 2 cm 或更多，称为均小骨盆。此型骨盆虽各个径线稍小，若胎儿不大，胎位正常，产力强，有时也可经过阴道分娩。但大多数由于全身体格发育不良，往往出现子宫收缩乏力，需手术助产。如胎儿较大或胎头为持续性枕后位或枕横位时，则难产机会更大。故对均小型骨盆的产妇剖宫产指征也不宜掌握过紧。

5.畸形骨盆

畸形骨盆指骨盆丧失正常形态及对称性所致的狭窄。包括跛行及脊柱侧突所致的偏斜骨盆及骨盆骨折或疾病导致的畸形骨盆。

（1）骨盆疾病或损伤。①骨软化症骨盆：维生素 D 缺乏发生于骨骺已闭合的成年人时称骨软化症。因受躯干重量的压力和两侧股骨向上内方的支撑力，以及邻近肌群、韧带的牵拉作用。骨软化症骨盆的主要特征是发生高度变形，但不成比例；骨盆入口前后径、横径均缩短而呈"凹三角形"，中骨盆显著缩小，出口前后径也严重缩小。胎儿完全不能经阴道分娩，即使胎儿已死，由于胎头无法入盆，也不能经阴道行穿颅术，只能行剖宫取胎术。骨软化症骨盆已极为罕见。

②骨盆骨折：多发生于车祸或跌伤后。常见有尾骨骨折，可致尾骨尖前翘或骶尾关节融合使骨盆出口前后径明显变短，导致骨盆出口平面狭窄而影响分娩。其他骨折部位可见于双侧耻骨横支、坐骨支及骶骨翼。严重骨盆骨折愈合后可后遗骨盆畸形及明显骨痂形成，妨碍分娩。骨盆骨折愈合骨盆摄片很重要，可为今后妊娠能否经阴道分娩提供依据。妊娠后，应仔细做内诊检查明确骨盆有无异常，应慎重决定是否试产。③骨盆肿瘤：罕见。骨软骨瘤、骨瘤、软骨肉瘤皆有报道。可见于骨盆后壁近骶髂关节处，肿瘤向盆腔突出，产程中可阻碍胎头下降，造成难产。

(2)脊柱、髋关节或下肢疾病所致的骨盆异常。①脊柱病变性畸形骨盆：脊柱病变多由骨结核引起，可导致两种畸形骨盆。脊柱后凸(驼背)性骨盆，主要是结核病及佝偻病所引起。脊柱后凸部位不同对骨盆影响也不同，病变位置越低，对骨盆影响越大。若后凸发生在胸椎，则对骨盆无影响；若后凸发生在胸、腰部以下，可引起中骨盆及出口前后径及横径均缩短，形成典型漏斗型骨盆，分娩时可致梗阻性难产。由于脊柱高度变形，压缩胸廓，使胸腔容量减少，增加了对心肺的压力，肺活量仅为正常人的一半，右心室必须增大压力以维持因妊娠而日益增加的肺血流量，以致右心室负荷增加，右心室肥大，因此，驼背影响心肺功能，孕晚期及分娩时应加强监护，以防发生心衰。脊柱侧凸性骨盆，若脊柱侧凸累及脊柱胸段以上，则骨盆不受影响；若脊柱侧凸发生在腰椎，则骶骨向对侧偏移，使骨盆偏斜、不对称而影响分娩。②髋关节及下肢病变性骨盆，髋关节炎(多为结核性)、脊髓灰质炎致下肢瘫痪萎缩、膝或踝关节病变等，如在幼年发病可引起跛行，步行时因患肢缩短或疼痛而不能着地，由健肢承担全部体重，结果形成偏斜骨盆。由于患侧功能减退，患侧髂翼与髋骨发育不全或有萎缩性变化，更加重了骨盆偏斜程度。妊娠后，偏斜骨盆对分娩不利。

(三)临床表现

1.骨盆入口平面狭窄的临床表现

(1)胎先露及胎方位异常：骨盆入口平面狭窄时，初产妇腹形多呈尖腹，经产妇呈悬垂腹。狭窄骨盆孕产妇臀先露、肩先露等异常胎位发生率明显高于正常骨盆者，约为后者的3倍以上。即使头先露，常见初产妇已临产，胎头迟迟不入盆。检查胎头跨耻征阳性；产程早期胎头常呈不均倾位或仰伸位入盆。若为临界性或相对性骨盆入口平面狭窄、胎儿不大且产力好，经充分试产，后不均倾位胎头后顶骨可紧贴骶凹后移下降，使前顶骨同步后移入盆成为均倾位衔接，可经阴道分娩；否则，胎头受阻于骨盆入口，衔接失败，属绝对性头盆不称，应剖宫产结束分娩。

(2)产程进展异常:因骨盆入口平面狭窄而致相对性头盆不称时,常见潜伏期及活跃期早期产程延长。经充分试产,一旦胎头衔接则后期产程进展相对顺利。绝对性头盆不称时,常导致宫缩乏力及产程停滞。

(3)其他:因胎头对前羊膜囊压力不均或胎头高浮,使胎膜早破及脐带脱垂等分娩期并发症发病率增高。头盆不称产妇脐带脱垂风险为正常产妇的4~6倍以上。偶有狭窄骨盆伴有宫缩过强者,因产道梗阻使产妇出现腹痛拒按、排尿困难,甚至尿潴留等症状。检查可见产妇下腹压痛明显、耻骨联合分离、宫颈水肿,甚至出现病理缩复环、肉眼血尿等先兆子宫破裂征象。若未及时处理则可发生子宫破裂。

2.中骨盆平面狭窄的临床表现

(1)胎方位异常:中骨盆狭窄多为男型骨盆及类人猿骨盆,入口平面呈前窄后宽形状,胎头虽能按时衔接,但易出现枕后位衔接。当胎头下降至中骨盆平面时,由于中骨盆横径狭窄致使胎头内旋转受阻,易出现持续性枕后(横)位。在第一产程产妇常过早出现排便感,应及时行阴道检查,以发现并纠正此种胎方位,并充分预测头盆相称程度。

(2)产程进展异常:胎头多于宫口近开全时完成内旋转,因此持续性枕后(横)位可使减速期及第二产程延长,尤其多导致第二产程延长及胎头下降延缓与停滞。

(3)其他:中骨盆狭窄易致继发性宫缩乏力,使胎头滞留产道过久,压迫尿道与直肠,易发生产时、产后排尿困难,严重者可发生尿瘘或粪瘘。胎头强行通过中骨盆以及手术助产矫正胎方位等均使胎头变形、颅骨重叠幅度增大,易发生胎儿颅内出血、头皮血肿等。中骨盆严重狭窄、宫缩又较强,同样可发生子宫破裂。

3.骨盆出口平面狭窄的临床表现

骨盆出口平面狭窄常与中骨盆平面狭窄并存。若为单纯骨盆出口平面狭窄,第一产程进展顺利,而胎头达盆底后受阻,导致继发性宫缩乏力及第二产程停滞,胎头双顶径不能通过骨盆出口。

(四)骨盆狭窄的诊断

1.病史

询问孕妇有无佝偻病、骨质软化症、脊髓灰质炎(小儿麻痹症)、脊柱及髋关节结核、严重的胸廓或脊柱变形、骨盆骨折史,如为经产妇,应了解既往分娩史、有无难产史及其发生原因、新生儿有无产伤等。

2.全身检查

注意身高、脊柱及下肢残疾情况以及米氏菱形窝是否对称等。身高<145 cm的产妇，患骨盆均小型狭窄的可能性较大。体格粗壮，颈部较短，骨骼有男性化倾向者，不但因其骨质偏厚影响骨盆腔大小，也易伴有漏斗型狭窄。米氏菱形窝对称但过扁者易合并扁平骨盆、过窄者易合并中骨盆狭窄，两侧髂后上棘对称突出且狭窄者往往是类人猿型骨盆特征，米氏菱形窝不对称、一侧髂后上棘突出者则偏斜骨盆可能性大。双下肢不等长，可导致骨盆畸形，故应仔细检查有无影响骨盆形态的下肢或脊柱疾病、有无佝偻病或骨盆骨折的后遗症等。

3.腹部检查

初产妇呈尖腹、经产妇呈悬垂腹者，往往提示可能有骨盆入口狭窄。对腹形正常者通过尺测子宫高度、腹围，B超测量胎头双顶径等检查充分预测胎儿大小，并查清胎位，临产后还应充分估计头盆关系，需行胎头跨耻征检查。方法为：产妇排尿后仰卧，两腿伸直，检查者一手放在耻骨联合上方，另一手向骨盆腔方向推压胎头，如胎头低于耻骨联合平面，称胎头跨耻征阴性，表示头盆相称；若胎头与耻骨联合在同一平面，称胎头跨耻征可疑阳性，表示头盆不称；若胎头高于耻骨联合平面，称胎头跨耻征阳性，表示头盆不称(cephalopelvic disproportion，CPD)(图 4-1)。头盆不称提示有骨盆相对性或绝对性狭窄可能，但头盆是否相称还与骨盆倾斜度和胎方位相关，不能单凭一次检查轻易做出临床诊断，必要时可动态观察并参考产程进展等做出最终诊断。

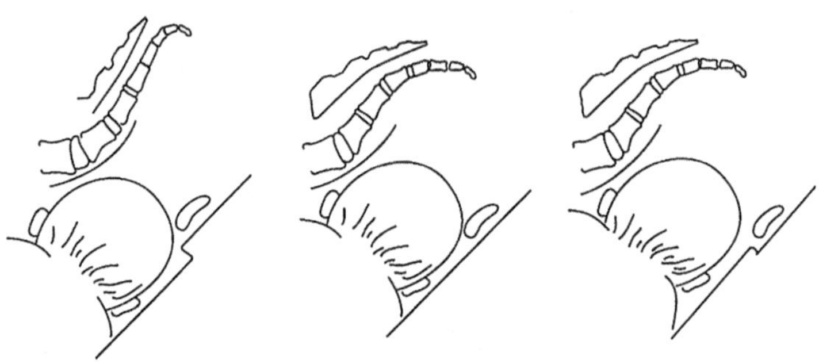

图 4-1　检查头盆相称程度

4.骨盆测量

除测量髂棘间径、髂嵴间径、骶耻外径和坐骨结节间径外，还应注意检查耻骨弓角度、对角径、坐骨切迹宽度、坐骨棘内突程度、骶凹曲度及骶尾关节活动度等，以确定骨盆各平面的狭窄程度。

(1)骨盆外测量：由于受骨盆的骨质厚薄及内展、外翻等生理因素等影响，骨盆外测量并不能真实反映产道大小，故有学者主张淘汰不用。但多数学者认为骨盆外测量方法简单易行，可初步了解骨盆大小，仍可供临床诊断和处理参考。骶耻外径＜18 cm，提示入口平面前后径狭窄，往往为扁平骨盆。坐骨结节间径＜7.5 cm，提示出口横径狭窄，往往伴中骨盆狭窄。坐骨结节间径＋后矢状径＜15 cm或耻骨弓角度呈锐角且耻骨弓低者，应考虑出口横径狭窄，为漏斗形骨盆，往往伴中骨盆狭窄。米氏菱形不对称，各边不等长者，可能为偏斜骨盆。骨盆外测量各径线均小于正常值 2 cm 或更多者，提示为均小骨盆狭窄。

骨盆外测量时，应该注意：①测量髂前上棘间径和髂棘间径时测量器两端应置于解剖点的外缘，以免测量器滑动产生误差。②测量骶耻外径时，测量器的一端应在耻骨联合前方尽量靠近阴蒂根部，避免滑入耻骨联合上缘内产生误差。③骨质厚薄对于外测量径线的可靠性有直接影响。若外测量为同一数值，骨质薄的较骨质厚的妇女其骨盆内腔要大些。用带尺围绕右尺骨茎突及桡骨茎突测出前臂下段周径(简称手腕围)，可作为骨质厚薄的指数。我国妇女平均指数为 14 cm，＞14 cm 者骨质偏厚，＜14 cm 者骨质偏薄。当手腕围为 14 cm 时，骨盆入口前后径＝骶耻外径－8 cm，手腕围每增加 1 cm 骶耻外径要多减0.5 cm，手腕围每减少 1 cm 骶耻外径要少减 0.5 cm。④骨盆出口径线的测量不受骨质厚薄的影响，测量时两手大拇指内面应紧贴耻骨坐骨支的内面，由上而下寻找坐骨结节，一过坐骨结节两大拇指内面即无法停留在耻骨坐骨支内面，因此两手大拇指最后能停留处即为坐骨结节间径测量处。坐骨结节间径不但表明了骨盆出口横径的长度，也可间接了解中骨盆横径大小。

(2)骨盆其他外部检查如下。

米氏菱形区：米氏菱形区之纵径正常为 10.5 cm，若超过此值，表示骨盆后部过深；横径正常为 9.4 cm，若短于此值表示中骨盆横径可能缩短。米氏菱形区上三角高正常值应为 4～5 cm，≤3 cm 者则骨盆入口面形态偏扁(前后径缩短)，若上三角消失，则为严重的佝偻病(图 4-2)。

凡孕产妇有以下表现者要怀疑骨盆倾斜度过大：①孕产妇腹壁松弛，子宫向前倾斜呈悬垂腹，多发生于经产妇，现已少见。②背部腰骶椎交界处向内深陷，骶骨上翘。③腹部检查胎头有可疑骑跨现象，即胎头虽高于耻骨联合水平，但以手按压可将其推至耻骨联合水平，如以手按压可将其推至耻骨联合水平以下，这并不表示头盆不称，而因骨盆倾斜度过大时，胎头不能适应骨盆入口面的方向所造成。④耻骨联合低，产妇平卧时，耻骨联合下缘接近产床平面，检查者常怀疑耻骨联合过长，实则是由于骨盆倾斜度过大所造成。

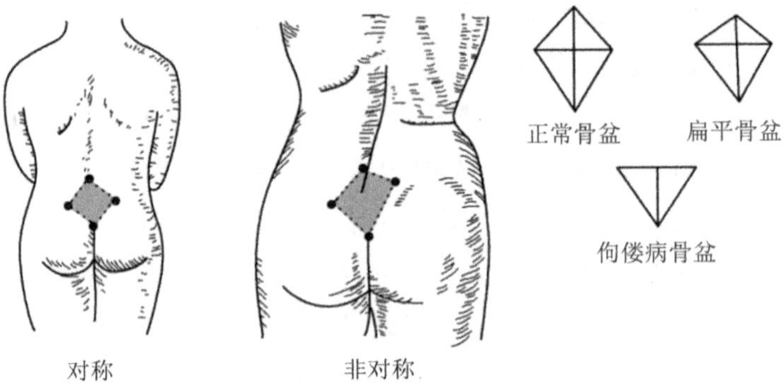

图 4-2　米氏菱形区及其形态

(3)骨盆内测量：骨盆外测量时如怀疑有骨盆狭窄，应在妊娠晚期或临产后进行骨盆内测量。内测量须经消毒外阴及阴道后戴无菌手套经阴道检查进行测量。

对角径：从耻骨联合下缘到骶岬的距离，正常值为 12.5～13.0 cm。对角径减去 1.5 cm 即等于骨盆入口面前后径，即真结合径。对角径＜11.5 cm，而且骶岬突出者为扁平骨盆。

坐骨棘间径：又称中骨盆横径，此径不易测量，可采用以下方法。①用德利(De-Lee)中骨盆测量器测量，但因此器末端难以固定，故不易检查准确；②有人提出在内诊时手指触及一侧坐骨棘后向另一侧横扫，以手指数估计其长度，但也不够准确。

无法确切了解坐骨棘间径时可采取临床估计方法：①可考虑以髂后上棘间径即米氏菱形区横径，加 1 cm 作为坐骨棘间径；②更简便的方法是将坐骨棘突出程度划分为 3 级以表示坐骨棘之长短，Ⅰ级——坐骨棘较平坦，相对坐骨棘间径较长；Ⅱ级——坐骨棘中等突出，坐骨棘间径也为中等长度；Ⅲ级——坐骨棘尖锐突出，坐骨棘间径短小；③参考坐骨结节间径长度。

中骨盆前后径：先确定骶尾关节，然后用内诊指尖循此关节向上，越过骶骨第 5 节约 1 cm，此处即第 4 与第 5 骶椎交界处为测量的后据点，前据点仍为耻骨联合下缘。中骨盆前后径平均值为 12.2 cm。

中骨盆后矢状径：此径无法直接测量，但可以坐骨切迹底部宽度代表，能容 3 横指为正常；若≤2 横指表示中骨盆后矢状径明显缩短。

耻骨联合后角：此角应＞156°，检查时如感觉耻联后角较宽大表示为女型骨盆，如较小则为猿型或男型骨盆。

5.胎位及产程动态监测

初产妇临产后胎头尚未衔接或呈臀先露、肩先露等异常胎先露，或头先露呈不均倾位衔接，或胎头内旋转受阻以及产力、胎位异常而产程进展缓慢时，均提示有骨盆狭窄可能，应根据头盆相称程度确定是否可经阴道试产。

(五)对产程及母儿的影响

1.对产程的影响

狭窄骨盆可使产程延长及停滞。骨盆入口狭窄可使潜伏期及活跃期均延长或停滞；中骨盆狭窄可使胎头下降延缓、胎头下降停滞、活跃期及第二产程延长；骨盆出口狭窄可使第二产程延长及胎头下降停滞。

2.对产妇的影响

骨盆入口狭窄使异常胎先露发生率增加；中骨盆狭窄易致胎方位异常。胎先露部下降受阻多导致继发性宫缩乏力，产程延长，使手术产及产后出血增多；产道受压过久，可形成尿瘘、粪瘘；个别情况下伴宫缩过强形成病理性缩复环，可致子宫破裂；因滞产行阴道检查次数增多，产褥感染机会增加。

3.对胎儿的影响

骨盆入口狭窄使胎头高浮或胎膜早破，使脐带先露及脐带脱垂机会增多，容易发生胎儿窘迫及胎儿死亡；胎头内旋转及下降受阻，在产道受压过久，或强行通过狭窄产道或手术助产，均能使胎头变形、颅骨重叠而致硬脑膜甚至大脑镰、小脑幕等撕裂，引起颅内出血及其他新生儿产伤、感染等疾病。

(六)骨盆狭窄的分娩处理

骨盆重度狭窄较少见。临床上遇到的骨产道异常多为骨盆轻度狭窄，但常是导致难产和滞产的重要原因之一。

单一径线的狭小不一定影响分娩，故应对整个骨盆的大小和形态做全面的衡量，才能做出比较正确的估计。胎儿能否自然分娩，与产力、胎方位、胎头的大小及可塑性、软组织的阻力及诊断和处理是否及时、正确等均有密切关系。

1.骨盆入口平面狭窄的处理

(1)骶耻外径 16.5～17.5 cm、骨盆入口前后径 8.5～9.5 cm、胎头跨耻征可疑阳性，属相对性骨盆入口狭窄。若产妇一般状况和产力良好，足月胎儿体重＜3 000 g，胎位、胎心正常时，应给予阴道试产机会。当破膜后宫颈扩张≥6 cm后，试产时间以 4～6 小时为宜。产程仍无进展或出现胎儿窘迫征象，应及时行剖宫产术。

(2)骶耻外径≤16.0 cm、骨盆入口前后径≤8.0 cm、胎头跨耻征阳性，属绝对骨盆入口狭窄，足月活胎应行剖宫产术。

2.中骨盆狭窄的处理

在分娩过程中，胎头在中骨盆平面完成俯屈及内旋转动作，中骨盆狭窄将影响胎头在骨盆腔的内旋转，因而是形成持续性枕横位或枕后位的主要原因。此时，胎头不能很好地俯屈以致通过骨盆的径线增大。如宫颈开全初产妇已2小时，经产妇已1小时以上，可徒手将胎头转成枕前位，以缩短胎头通过骨盆的径线，同时加强产力，以利于自然分娩，但多数需用产钳或胎头吸引器助产。如产程无明显进展，胎头双顶径仍然停留在坐骨棘水平以上，或出现胎儿窘迫时，即应行剖宫产术。

3.骨盆出口平面狭窄的处理

骨盆出口是骨产道的最低部位，如怀疑有出口狭窄，应于临产前对胎儿大小、头盆关系，仔细地做出估计，决定能否经阴道分娩。当出口横径狭窄时，耻骨弓下三角空隙不能利用，先露可向后移，利用后三角空隙娩出。临床上常用出口横径与后矢状径之和来估计出口大小(图4-3)。如两者之和＞15 cm时，多数胎儿可经阴道分娩；两者之和＜15 cm时，足月胎儿一般不能经阴道娩出，应行剖宫产术。

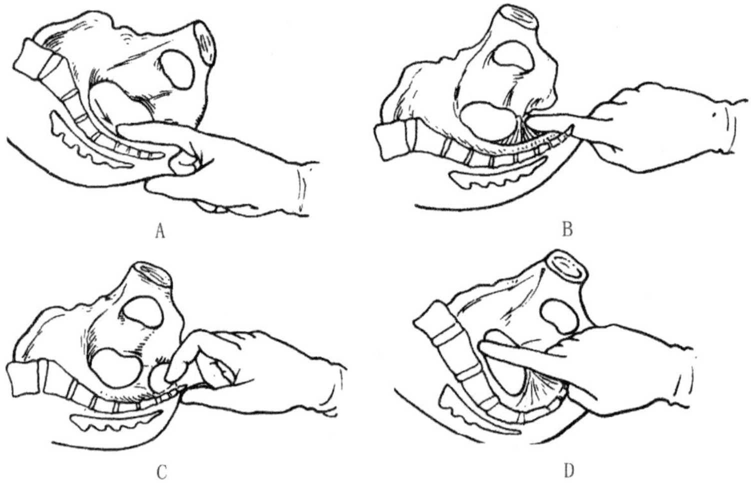

图4-3　肛查了解骨盆后半部的手法

4.骨盆3个平面均狭窄的处理

在胎儿小、产力好、胎位及胎心正常的情况下可试产，通常可通过胎头变形和极度俯屈，以胎头最小径线通过骨盆腔，可能经阴道分娩；若胎儿较大，合并头盆不称以及出现胎儿窘迫征象时，均应行剖宫产术。

5.畸形骨盆的处理

应根据畸形骨盆的种类、狭窄程度、胎儿大小及产力等情况具体分析。畸形严重、头盆明显不称者，应及时行剖宫产术。

二、软产道异常

软产道由子宫下段、宫颈、阴道及骨盆底软组织构成。软产道异常同样可致异常分娩，但少见，因而易被忽略，造成漏诊，故应于妊娠早期常规行阴道检查，孕期有阴道出血时也应做阴道检查，以了解生殖道及盆腔有无异常。软产道异常可由先天发育异常及后天疾病因素引起，主要包括以下几个方面。

(一)外阴异常

1.会阴坚韧

多见于初产妇，尤以 35 岁以上的高龄产妇多见，由于会阴组织坚韧，缺乏弹性，使阴道口小，会阴伸展性差，在第二产程中常使胎先露部下降受阻，且可于胎头娩出时造成会阴严重裂伤，分娩时应做预防性会阴侧切。

2.外阴水肿

重度子痫前期、重度贫血、心脏病及慢性肾脏疾病的孕妇，在有全身性水肿的同时，可有重度外阴水肿。处理时，在临产前可局部应用 50%硫酸镁湿热敷，一天多次；临产后仍有显著水肿者，可在严格消毒下用针进行多点穿刺皮肤放液；分娩时可行会阴侧切术；产后应加强局部护理，严防感染。

3.外阴感染或肿瘤

靠近会阴的炎性包块或其他肿块，若体积较大，可妨碍正常分娩，如广泛的外阴尖锐湿疣即可妨碍分娩，且常发生裂伤、血肿及感染。分娩时遇有此种情况以剖宫产为宜。

4.外阴瘢痕

外伤或炎症的后遗瘢痕挛缩，可使外阴及阴道口狭小影响先露部的下降，如瘢痕范围不大，分娩时可做适度的会阴侧切，若范围较大，分娩时容易撕裂，阴道分娩困难，可行剖宫产。

(二)阴道异常

1.阴道闭锁

阴道完全闭锁多因先天性发育畸形所致，患者的子宫亦常发育不全，故即使采用手术矫正阴道，受孕的机会极小。阴道不完全闭锁往往是由于产伤、腐蚀药、手术或感染而形成的瘢痕挛缩狭窄，其中央仅留小孔，闭锁位置低可影响性生活。在非妊娠期诊断此种情况可用一个手指置入肛门直肠中，另一手将探针探入阴道狭窄处，两者互相配合，以探明狭窄的深度、广度或闭锁的情况，必要时可用40%碘化油10～20 mL注入阴道内行造影术，以了解病变情况。

在妊娠期，基底部＜0.5 cm厚的瘢痕可随妊娠的进展而充血软化，如仅有轻度环形或半环形狭窄，临产后先露部对环状瘢痕有持续性扩张作用，常能克服此种障碍，完成分娩。若闭锁位置较低，可根据情况做单侧或双侧预防性会阴侧切，以防严重的会阴裂伤。瘢痕广、部位高者不宜经阴道分娩，以剖宫产为宜。

2.先天性阴道隔

可因其发生的来源不同而分为阴道纵隔和阴道横隔两种。

(1)阴道纵隔又分为完全纵隔和不完全纵隔。阴道纵隔常伴有双子宫及双宫颈畸形。伴有双宫颈者，纵隔被推向对侧，分娩多无阻碍；发生于单宫颈者，如发现胎先露部下降时为纵隔所阻，可将其剪断，待胎儿娩出后再切除剩余的隔，用肠线锁边或间断缝合残端。

(2)阴道横隔多位于阴道上、中段，是因两侧副中肾管会合后的最尾端与尿生殖窦相接部未贯通或仅部分贯通所致。完全性横隔不可能受孕。不完全性横隔易被误认为子宫颈外口，如仔细检查可发现阴道较短且看不到阴道穹隆。另在小孔上方可触及宫颈。临产后，做肛查可误将横隔之孔作为扩张停滞的宫口，仔细阴道检查可发现这种情况。若横隔厚直接阻碍胎先露部下降使产程停滞，需剖宫产分娩；若横隔随胎先露部下降被进一步撑薄，通过横隔孔查及逐渐开大的宫口，在确认为横隔后，可在直视下以小孔为中心将横隔“×”形切开，待胎儿胎盘娩出后再将切缘用可吸收线间断或连续锁边缝合残端。

3.阴道囊肿和肿瘤

较小的阴道壁囊肿可以移到先露部的后方，不妨碍分娩的进行，阴道壁囊肿较大时可阻碍胎先露部下降，此时，可行囊肿穿刺吸出内容物，产后再选择时机进行处理。妊娠合并阴道肿瘤罕见，阴道内的肿瘤阻碍胎先露部下降而又不能经阴道切除者或阴道癌患者均应行剖宫产术，原有病变产后再行处理。

4.肛提肌痉挛

此种情况可使胎头下降受阻。在阴道检查未发现有器质性病变，而阴道有狭窄环时，可用硬膜外麻醉解除痉挛。

(三)子宫颈异常

1.宫颈坚韧

宫颈坚韧多见于高龄初产妇,因组织缺乏弹性或因情绪紧张发生宫颈痉挛性收缩而不扩张,此时可予以地西泮 10 mg 静脉推注或肌内注射哌替啶 100 mg,或于宫颈局部注射阿托品 0.5 mg,或用 1%普鲁卡因 1～2 mL 宫颈封闭,进行短期观察,如宫颈仍不扩张,应行剖宫产术。

2.宫颈瘢痕

宫颈深部电灼、电熨、锥切及粗暴的宫颈扩张等术后、宫颈裂伤修补术后及感染所致的子宫颈瘢痕,一般在妊娠后可以软化,多不影响分娩。但如宫缩强而宫颈扩张停滞,阴道检查又未发现产道其他异常者,如有可疑病史,可考虑为子宫颈瘢痕所致的难产,宜早行剖宫产术。

3.宫颈水肿

胎头位置不正,产妇过早屏气或宫缩不协调,而产程延长时,由于宫颈组织受压、血液回流受阻可引起宫颈水肿而扩张缓慢。阴道检查时发现宫颈变厚且硬。处理时可于宫颈两侧各注射 1%普鲁卡因 10 mL 或予以地西泮 10 mg 静脉推注,嘱产妇勿在宫颈开全前屏气,短期观察 2～3 小时,若宫颈扩张仍停滞则可能有头盆不称或宫颈坚韧,宜尽快行剖宫产术。如宫颈已近开全,先露已达＋2 以下时,只有宫颈前唇水肿,可在消毒后用手轻轻将水肿的前唇在宫缩时向胎头上方推移,使宫颈前唇越过胎头,常可使胎儿顺利分娩。推宫颈前唇时绝不可用暴力,否则易造成宫颈裂伤出血。

4.宫颈癌

妊娠合并子宫颈癌时,因癌肿硬而脆,影响宫颈扩张,如经阴道分娩可能发生大出血、裂伤、感染及癌扩散,故应行剖宫产术。若为早期浸润癌可先行剖宫产术,随即行宫颈癌根治术,或术后放疗。

(四)子宫异常

1.子宫肌瘤

子宫肌瘤对分娩的影响主要与其大小、生长部位及类型有关。随妊娠月份增大,肌瘤也增大,肌壁间的肌瘤在临产后可使子宫收缩乏力,产程延长。生长在子宫下段及子宫颈壁层内肌瘤或嵌顿于盆腔内的浆膜下肌瘤皆可能阻碍分娩。另外造成胎位异常(横位、臀先露)的情况也常见。肌瘤在孕期及产褥期可发生红色退行性变,局部出现疼痛和压痛,并伴低热,白细胞中度升高。黏膜下肌瘤可妨碍受精卵着床，引起流产或影响胎盘功能，即使妊娠至足月，亦常因肌瘤脱垂于阴道而继发感染。位于子宫后壁且位置较低者影响更大。在处理时根据胎头与肌瘤的位置关系做出判断，如果肌瘤在骨盆入口以上而胎头已入盆，一般不发生分娩梗阻。如肌瘤位于先露部以下，且先露部未入盆，则阴道分娩有困难，应行剖宫产术。

2.瘢痕子宫

近年初产妇剖宫产率升高，使子宫下段的手术瘢痕者增多。瘢痕子宫再孕分娩时有瘢痕破裂的危险，故重复剖宫产相应增加，但并非所有曾行剖宫产的妇女再孕后均须行剖宫产术，需视前次剖宫产术式、指征、术后有无感染、术后再孕间隔时间、既往剖宫产次数以及本次妊娠临产后产力、产道、胎儿相互适应情况等综合分析决定。若前次剖宫产切口为下段横切口，再孕后阴道试产成功率高；但若前次术式为子宫上段纵切口则不宜试产，因子宫上段纵切口处于临产后主动收缩部分，试产时易破裂。另外，瘢痕子宫破裂时多无子宫破裂先兆症状，仅约 10％瘢痕破裂时伴有疼痛及出血，多为无症状破裂或仅在再次剖宫产时见前次瘢痕已分离。对前次剖宫产次数≥2 次者亦不宜试产。若产前或试产过程中发现子宫破裂征象，应立即剖宫产同时修复子宫破口，必要时需切除子宫止血或消除感染灶，术中必须探查膀胱有无损伤。

曾做过肌瘤剔除术后的子宫，有可能在分娩时发生瘢痕破裂。若因巨大子宫肌瘤行剔除术时穿透子宫黏膜者应做剖宫产术，并应警惕瘢痕妨碍子宫收缩引起产后出血。既往肌壁间子宫肌瘤切除术，在连续的产时胎儿监测、早期进行产科麻醉及必要时有能力行紧急剖宫产的条件下进行阴道试产。

3.子宫畸形

子宫畸形合并妊娠者并不少见，常见的子宫畸形类型有以下几种。

(1)双子宫畸形：双子宫之一侧子宫妊娠时，另一侧未孕之子宫亦稍增大，但一般不致造成难产，但如未孕子宫确已阻塞产道时，则需行剖宫产。双子宫同时妊娠而发生双胎导致难产者极罕见。此外，由于子宫形状狭长，易发生臀先露。分娩时可因子宫发育不良而出现宫缩乏力，产程延长。

(2)双角子宫、子宫纵隔畸形：双角子宫或纵隔子宫妊娠者较多见。在临床上很难区别这两种畸形，即使在非孕时做子宫碘油造影也有可能误诊。检查时双角子宫的宫底呈马鞍形，两角较凸起；而子宫纵隔宫底部外形正常。两者均可因宫腔形状异常而导致胎产式及胎位异常，以及因子宫发育不良而发生原发性子宫收缩乏力。临产后如能采取措施加强产力，多可经阴道分娩。若有胎产式或胎位不正，应根据产妇年龄、产次、骨盆情况及胎儿大小等决定分娩方式。凡产前疑为双角子宫者产后应做宫腔探查以明确诊断。附着于子宫纵隔处的胎盘部分常不易自然剥离，需行人工剥离，且易残留宫内引起产后出血。

(3)发育不全的残角子宫妊娠：此类患者往往在早、中孕时发生子宫破裂，需与输卵管间质部妊娠相鉴别。人工流产时如在宫腔内未见有孕产物而子宫继续增大时，应考虑本病并行剖腹探查。足月或近足月的残角子宫妊娠极少见。剖腹探查时应将发育不良的子宫切除。

4.子宫变位

(1)妊娠子宫过度前屈：腹壁松弛、驼背、身高不足及骨盆倾斜度过大等可使子宫过度前倾，称为悬垂腹。由于轴向异常，可妨碍胎头衔接，使分娩发生困难。在妊娠期可用腹带包裹腹部纠正轴向，临产后用脚架将腿部抬高或产妇置于半卧位，纠正轴向，有利于胎先露通过骨盆。

(2)妊娠子宫后屈：后屈子宫达孕3个月后多能自动纠正位置，持续后屈的子宫有可能引起流产。在极个别情况下，后屈嵌顿或宫底与盆底粘连的子宫可继续妊娠，此时，宫颈外口在耻骨联合以上，子宫前后壁为适应胎儿生长而向腹腔伸长(袋形化)，且常伴尿潴留性尿失禁。此种妊娠被忽略而达到足月时，临产后，子宫收缩力的轴向虽能作用于胎儿，但不能使先露部进入宫颈，如不及时诊断并行剖宫产，势必发生子宫破裂。对有排尿困难史，临产后做阴道检查发现宫颈上移至胎先露之前上方者，可诊断为子宫后屈嵌顿，立即行剖宫产，同时行子宫复位术，并将圆韧带及宫骶韧带缩短。

(3)子宫脱垂：子宫Ⅱ度脱垂或Ⅲ度脱垂，尤其伴宫颈延长者，在妊娠后宫颈充血、水肿加重，并可因摩擦导致溃疡和继发感染。妊娠3个月后，由于子宫体积增大，子宫上升进入腹腔，子宫脱垂的程度可减轻，妊娠期罕见有子宫完全脱垂者，至足月妊娠时则子宫不可能全部脱于阴道外，亦不致引起难产，如宫颈过度肥大、水肿，以致临产后宫颈扩张停滞时则需行剖宫产。

(五)卵巢肿瘤

妊娠伴发卵巢肿瘤多数为良性肿瘤，恶性肿瘤仅占2%，良性肿瘤又以囊性畸胎瘤及黏液性囊腺瘤多见，各占1/4。最常见的并发症是蒂扭转，扭转后又可因肿瘤坏死而发生破裂。肿瘤可以是囊性或实质性。无论是哪一种，凡位于盆腔内的较大肿瘤，皆可能使分娩发生梗阻，甚至导致子宫或囊肿破裂。怀疑有卵巢肿瘤存在时，应做阴道及超声检查才能确诊。良性肿瘤确诊后根据患者情况进行随诊观察或择期手术，可于孕4个月或产后行卵巢肿瘤剥除术。如疑为恶性肿瘤，确诊后立即手术，手术范围同非妊娠期；如至妊娠晚期发现恶性肿瘤，胎儿已初具生存能力，可在保全母亲安全的条件下，支持数周以期得到活婴；若临产时发现卵巢肿瘤位于骨盆入口阻碍胎先露部衔接者，应行剖宫产术同时切除肿瘤。

(六)盆、腹腔其他器官病变

由于盆、腹腔其他器官病变所造成的难产甚为罕见，术前诊断亦较困难，但一旦发现，必须行剖宫产。肾、脾等实质性器官可以游走盆腔内，影响分娩。其他如骶骨肿瘤、腹膜后肿瘤、盆腔包虫囊肿、直肠癌、膀胱巨大结石均可导致难产。疑为异位肾时可做静脉肾盂造影，B超检查以协助诊断。如有尿频、尿急、尿痛等症状，尿常规检查有红、白细胞，双合诊时则应想到膀胱内巨大结石可能，可用金属导尿管插入膀胱试探，如有撞击石头的感觉，即可证实。在膀胱充盈时做B超检查，对结石的诊断有很大帮助。如有便血、腹泻史，肛诊发现直肠内有硬块，应行钡灌肠、直肠镜检并做活体组织学检查以决定是否是直肠癌或其他病变。如因盆腔包块阻碍分娩而行剖宫产时，应仔细辨明包块的性质，决不可将异位肾切除。对其他病变应根据包块物的性质而决定是否行剖宫产，术时将其切除或术后再进一步处理。一般良性肿瘤应于剖宫产时一并切除，恶性者应按恶性肿瘤尽量切除全部肿瘤、子宫和双侧附件。如当时不能切除或虽然切除但不彻底，可待以后再择机进行处理。

第六节　胎位异常

一、面先露

胎头呈极度仰伸、枕骨与背部接触，以面部为先露时，称为面先露，以颏骨为指示点，发生率为0.08％～0.27％，多见于经产妇。

(一)病因

引起面先露的原因是多方面的，任何有利于胎头仰伸或妨碍胎头俯屈的因素都可能促成面先露。

1.骨盆狭窄或胎儿巨大

临产后胎头衔接受阻,仰伸为面先露的可能性增大。

2.经产妇

悬垂腹是发生面先露的另一因素。胎背向前或与枕骨成同一方向,于是胎儿颈椎与胸椎仰伸,形成颜面位。

3.其他

无脑儿、胎儿甲状腺肿大、脐带绕颈、前置胎盘、羊水过多等均可促使胎头以仰伸姿势嵌入骨盆入口发生面先露。

(二)临床表现及诊断

1.临床表现及腹部检查

临产后胎头浮动不能入盆。胎儿颜面部先露不能紧贴子宫下段及宫颈内口,常引起宫缩乏力,加之颜面部径线增大、骨质不能变形,致使潜伏期延长,头盆不称、活跃期停滞,导致梗阻性难产、软产道裂伤,甚至子宫破裂。

胎头受压过久,可引起胎儿窘迫、颅内出血、新生儿窒息。胎儿面部受压变形,颜面皮肤淤血青紫、肿胀,尤以口唇为著,影响吸吮,严重时可发生及喉头水肿影响吞咽及呼吸。新生儿于生后保持仰伸姿势达数天之久。

2.阴道检查

胎先露不似圆而硬的胎头顶枕骨;宫口开大后可触及高低不平、软硬不均的胎儿颜面部特征,如口、鼻、颧骨及眼眶。依据胎儿口腔及颏部所在部位确定胎方位。

3.超声检查

该检查能探及过度仰伸的胎头,明确胎头枕部及眼眶位置,鉴别臀先露,确诊面先露并确定胎方位。

(三)处理

颏前位若无头盆不称,产力良好,有可能经阴道自然分娩。颏后位不能经阴道自然娩出。为避免面先露阴道分娩对母胎的危害,一经确诊应行剖宫产术。若胎儿畸形,无论颏前位或颏后位,均应在宫口开全后行穿颅术结束分娩。

面先露于临产后发生,临产后出现胎头浮动不能入盆,潜伏期延长,头盆不称、活跃期停滞等表现,应及时做阴道检查和超声检查,争取尽早做出诊断。忽略性面先露,颏前位若无头盆不称,产力良好,有可能经阴道自然分娩,但产程明显延长,胎儿颜面部受压变形损害较重。在骨盆入口平面很少发生面先露,通常是胎头以额先露下降入盆受阻进一步仰伸而形成面先露。其可能分娩机制：仰伸、下降、内旋转、俯屈、复位及外旋转。

颏前位时，胎头以仰伸姿势衔接、下降，胎儿面部达骨盆底时，胎头极度仰伸，颏部为最低点，向前方转 45°，胎头继续下降并极度仰伸，颏部位于最低转向前方，当颏部自耻骨弓下娩出后，极度仰伸的胎颈前面处于产道小弯（耻骨联合），胎头俯屈时，胎头后部适应产道大弯（骶骨凹），使口、鼻、眼、额、前囟及枕部自会阴前缘相继娩出，胎头娩出后进行复位及外旋转，胎肩及胎体相继娩出。

面先露前囟颏径明显大于枕下前囟径，且颜面部骨质变形能力不如颅骨，因此，面先露内旋转阻力大，颏后位内旋转 135°成颏前位的可能性小，多以持续性颏后位下降。颏后位胎儿面部达骨盆底后，极度伸展的胎颈不能适应产道大弯，极度仰伸的胎头大部分嵌顿于耻骨联合不能通过产道小弯，成为梗阻性难产。故足月活胎不能经阴道自然娩出。

二、臀先露

臀先露是最常见的异常胎位，占妊娠足月分娩总数的 3%～4%。臀先露的胎儿位于母体纵轴上，胎头在宫底部，先露部为胎儿的臀、足或膝。分娩时易发生后出胎头困难、脐带脱垂等，从而增加围生儿死亡率。

（一）病因

易发生臀先露的原因：①孕龄小，羊水相对多；②宫腔形态的改变，如双子宫等各种类型的畸形子宫、较大的子宫肌瘤；③羊水过多、多胎妊娠、腹壁松弛，胎儿在宫腔中自由活动加大；④前置胎盘、骨盆狭窄影响胎头入盆；⑤胎儿畸形，如脑积水和无脑儿。

（二）临床表现

孕妇常感肋下有圆而硬的胎头。由于胎臀不能紧贴子宫下段及宫颈，常导致子宫收缩乏力，宫颈扩张缓慢，致使产程延长。

根据两下肢所取的姿势不同，分为 3 类。

1.单臀先露

胎儿双髋关节屈曲，双膝关节直伸，以臀部为先露，又称腿直臀先露，此类最多见。

2.完全臀先露

胎儿双髋关节及膝关节均屈曲，犹如盘膝坐，以臀部和双足为先露，又称混合先露，较多见。

3.不完全臀先露

以一足或双足、一膝或双膝或一足一膝为先露，膝先露是暂时的，产程开始后转为足先露，此类较少见。

(三)诊断

1.腹部检查

子宫呈纵椭圆形，胎体纵轴与母体纵轴一致。在宫底部可触到圆而硬、按压有时有浮球感的胎头。在耻骨联合上方可触到不规则、软而宽的胎臀，胎心听诊位置较高，在脐左(或右)上方听得最清楚。

2.阴道检查

可触及软而不规则的胎臀、足或膝。宫口扩张 2 cm 以上且胎膜已破时，可直接触到胎臀、外生殖器及肛门。同时应注意发现有无脐带脱垂。

(1)臀先露与颜面的鉴别：①肛门与两坐骨结节呈一直线，而口与两颧骨呈一等边三角形。②手指放入肛门时有环状括约肌的收缩感，指尖上有胎粪。③手指放入口内可触及齿龈、下颌骨，有吸吮动作。

(2)胎足与胎手的鉴别：①胎足趾短而平齐，拇指特别粗，且有足跟。②胎手指长，拇指与其余四指粗细相近，指端不平齐。

3.B 型超声检查

(1)诊断胎头有无仰伸即望星式。胎头过度仰伸使胎头入盆的径线增加而下降受阻。经阴道分娩可致胎儿损伤，包括颈椎脱位和脊髓横断。

(2)测量双顶径、胸腹围及股骨长度估计胎儿大小。

(3)了解胎儿有否畸形。

(4)确定臀位类型。

(5)有否脐带先露。

(四)处理

1.妊娠期

妊娠 30 周前，臀先露多能自行转为头先露。若妊娠 30 周后仍为臀先露可予矫正。既往矫正方法有胸膝卧位；激光照射或艾灸至阴穴；外倒转术。但前两者缺乏明确的循证证据，唯有外倒转术得到循证研究的肯定。

(1)外倒转术的效果：受过训练的施术者实施外倒转术的成功率约为 50%，但存在个体差异。

(2)外倒转术的时机：国内认为于妊娠 32～34 周时，可行外倒转术，因有发生胎盘早剥、脐带缠绕等严重并发症的可能，应用时要慎重。

(3)外倒转术的步骤。①术前半小时口服利托君 10 mg。②行外倒转术时，最好在B型超声监测下进行。③孕妇平卧，露出腹壁。查清胎位，听胎心率。④松动胎先露部：两手插入先露部下方向上提拉，使之松动。⑤转胎：两手把握胎儿两端，一手将胎头沿胎儿腹侧轻轻向骨盆入口推移，另手将胎臀上推，与推胎头动作配合，直至转为头先露。动作应轻柔，间断进行。若术中或术后发现胎动频繁而剧烈、胎心率异常，应停止转动并退回原胎位并观察半小时。

2.分娩期

应根据孕妇年龄、身体条件、孕周大小、胎产次、胎儿大小、胎儿是否存活、臀先露姿势、孕妇本人及家属意愿等决定分娩方式。

(1)剖宫产指征：胎儿体重≥3 500 g或B型超声检查胎儿双顶径＞9.5 cm；骨盆狭窄或有头盆不称者；软产道异常；B型超声提示胎头仰伸位；脐带先露、足先露或膝先露；胎膜早破；胎儿窘迫；高龄初产；瘢痕子宫；既往难产史或新生儿产伤史、妊娠合并症等。

(2)阴道分娩条件：孕龄≥36周，单臀先露，胎儿体重2 500～3 500 g；无胎头仰伸；骨盆大小正常；无其他剖宫产指征。

臀先露经阴道分娩对胎儿损伤较大，可适当放宽剖宫产指征。如遇入院时即宫口开全等急症情况下，可经阴道试产。

三、胎头高直位

当胎头矢状缝位于骨盆入口面前后径上时，称为胎头高直位，是一种特殊的胎头位置异常。

胎头高直位又分为两种，一种是胎头的枕骨在母体骨盆耻骨联合后方，称高直前位，又称枕耻位；另一种是胎头枕骨位于母体骨盆骶岬前，称高直后位，又称枕骶位。胎头高直位是一种很不利的胎位，若不及时诊断和处理，对母儿危害均较大。尤其是高直后位，几乎均需剖宫产结束分娩，故属于严重的异常胎位，应予以特别重视。高直前位50%～70%可经阴道分娩。

(一)病因

胎头高直位的病因尚不明确，可能与以下因素有关。

1.头盆不称

重庆医科大学附属第二医院45例高直位中头盆不称者11例，头盆临界不称者27例，两者相加占总数的84.4%，头盆关系正常者仅占7例，占总数的15.6%。

2.骨盆形态及大小异常

骨盆形态及大小异常，如骨盆入口面狭窄或变形，漏斗型骨盆狭窄，尤其是男型及猿型骨盆入口面的形态易使胎头以高直位衔接。

3.胎头异常

胎头太大、太小或胎头形态呈长形。

4.胎膜早破

系胎头高直位的原因还是结果，尚有争议。有学者认为，在妊娠末期或临产初期，胎头未固定之前，胎位可能发生变动，当胎头由母体一侧转向另一侧时，胎膜突然破裂，羊水迅速外流，胎头迅速落于骨盆入口上，形成胎头高直位。也有报道胎膜早破可能使胎头不能恰当的旋转，胎头矢状缝被固定在骨盆入口前后径上，形成胎头高直位。

5.悬垂腹

腹部松弛，两侧腹直肌分离，使胎背处于前位，有可能发生高直位。

(二)分娩机制

高直前位临产后，胎头极度俯屈，以枕骨下部支撑在耻骨联合处，额、顶、颏转向骶岬。由于胎头极度俯屈，首先是大囟滑过骶岬，然后是额部沿骶岬向下滑动，一旦胎头极度俯屈的姿势得以纠正，胎头不需内旋转，可按一般枕前位机转通过产道分娩，但因胎头的入盆与下降遇到困难，整个产程较长。若俯屈得不到纠正，胎头无法入盆，就需以剖宫产结束分娩。

高直后位最突出表现是胎头高浮，迟迟不能入盆。这主要是由于胎头枕部与胎背所形成的弧形正对着母体向前突出的脊椎腰骶部，前凸的腰骶部妨碍胎头下降，较长的胎头矢状径又位于较短的骨盆入口前后位上，致使胎头高浮而无法衔接入盆。若胎背能向一侧旋转 45°称为枕左后位或枕右后位，胎头即有可能下降，在临床实际工作中，高直后位能够入盆并经阴道分娩是极少见的。

(三)临床表现及诊断

1.胎头不衔接和不下降

胎头高直位主要表现为胎头的衔接和下降均有困难，高直前位可能衔接入盆而转为正常产程，高直后位胎头不入盆，不下降。胎头下降受阻、嵌顿、压迫膀胱，可引起胎头变形水肿、宫颈水肿及膀胱水肿而发生排尿困难和尿潴留。

2.宫颈扩张延缓或停滞

因胎头下降受阻影响宫颈扩张，可表现为宫颈扩张 5～6 cm 时胎头下降停滞，甚至宫颈近开全或开全，先露仍在坐骨棘水平或以上。

3.产程延长

胎头高直位中高直后位绝大多数需以剖宫产结束分娩。若对胎头高直后位认识不足，延误诊断，常可致产程延长。

4.腹部检查

高直前位时胎头是正直前位，胎头横径较短，检查者感觉胎头偏小与胎体不称比例。孕妇腹部完全被胎背所占据，触不到胎儿肢体。胎心音在下腹中线或稍偏左处最清楚。

高直后位时在下腹正中耻骨联合上方可触及胎儿颏部，枕骨与下颌骨在一水平面上，孕妇腹部完全被胎儿肢体所占据，这是诊断高直后位很重要的体征。胎心音在下腹中线附近稍偏右最清楚，因胎心音由胎儿前胸传至腹壁，故较枕前位时由胎儿背部传导而来的胎心音更响亮。由于胎心音响亮，故在下腹左右两侧均可听见。即使在同一孕妇，不同检查者所标明的胎心音位置也可能不相同，这种胎心音位置忽左忽右的现象有助于诊断高直后位。

5.阴道检查

高直位时胎头矢状缝与骨盆入口平面的前后径方向一致，有时可略偏左或右，但左右不超过 15°。高直前位时后囟靠近耻骨联合，前囟靠近骶骨。相反，高直后位时后囟靠近骶骨，而前囟靠近耻骨联合。胎先露均高悬于“0”位以上。

由于胎头紧紧嵌顿于骨盆入口处，产程停滞，胎头压迫宫颈的时间过长，妨碍宫颈的血液循环，由阴道检查常可发现宫颈水肿及胎头水肿，胎头水肿的大小与宫颈扩张大小相符合，一般直径 3～5 cm。高直前位时，因胎头极度俯屈，胎头水肿一般在枕骨正中；高直后位时，因胎头有不同程度的仰伸，故胎头水肿在两顶骨之间。

胎头高直位容易漏诊。在临产早期腹部检查时如遇有可疑体征，而产程进展较慢，应及时做阴道检查明确诊断。早期诊断非常重要，可减少母婴的并发症。

(四)处理

高直前位时，胎儿枕部若能向一侧转 45°至枕左前位或枕右前位，即有可能正常分娩。一般可采用加强宫缩，使其自然转位，但必须是骨盆正常，头盆相称，经检查后，严密观察 1～2 小时的产程进展，如失败应手术产。

高直后位时，胎头若向一侧转 45°至枕左后位或枕右后位，则可按枕后位的分娩机制进行。总的说来有两种方法可以使胎头转位：①加强宫缩促使胎头转位；②徒手旋转胎方位。但是高直后位即使在严密观察下静脉滴注缩宫素，并予以足够的时间试产，转位成功的机会很少。徒手旋转胎方位，则必须宫颈开全或近开全才有可能进行，但高直后位时宫颈很少能开全，即使宫颈开全，胎先露不下降，转位的成功率也不高。因此，一旦诊断明确，应立即行剖宫产术，以避免对母儿造成危害。

四、前不均倾位

枕横位入盆的胎头侧屈以其前顶骨先入盆，称为前不均倾位。前不均倾位是导致异常分娩的异常胎位，发生率为0.50%～0.81%。

(一)病因

1.头盆不称

国内的报道中头盆不称占有较大比例。

2.骨盆倾斜度过大

胎头可利用的骨盆入口面较小，胎头不易入盆，后顶骨搁于骶岬上方，前顶骨先进入骨盆入口。

3.悬垂腹

孕妇腹壁松弛，子宫前倾，使胎头前顶骨先入盆。

4.扁平骨盆

骨盆入口前后径小，胎头双顶不能入盆，为适应骨盆形态，胎头侧屈，前顶首先入盆。

(二)临床表现及诊断

1.临床表现

因后顶骨不能入盆，使胎头下降停滞，产程延长。若膀胱颈受压于前顶骨与耻骨联合之间，使产妇过早出现排尿困难及尿潴留。

2.腹部检查

临产早期，于耻骨联合上方可扪及胎头顶部。随前顶骨入盆胎头折叠于胎肩之后，使在耻骨联合上方不易触及胎头，形成胎头已衔接入盆的假象。

3.阴道检查

胎头矢状缝在骨盆入口横径上，矢状缝向后移靠近骶岬侧，盆腔后半部空虚，前顶骨紧嵌于耻骨联合后方，宫颈前唇受压出现水肿，尿道受压不易插入导尿管。

(三)分娩机制

前不均倾位时,因耻骨联合后面直而无凹陷,前顶骨紧紧嵌顿于耻骨联合后,使后顶骨无法越过骶岬而入盆,故需剖宫产结束分娩。

(四)处理

临产后早期,产妇宜取坐位或半卧位,以减小骨盆倾斜度,尽量避免胎头以前不均倾位衔接。一旦确诊为前不均倾位,除个别胎儿小、宫缩强、骨盆宽大给予短时间试产外,均应尽快行剖宫产术。

五、持续性枕后位、枕横位

为适应骨盆各平面形态变化,胎头入盆通过骨盆入口平面衔接后,继续下降通过中骨盆平面过程中,需要通过内旋转为枕(直)前位。若分娩结束时胎头枕部仍位于母体骨盆后方或侧方,称为持续性枕后位或持续性枕横位,约占分娩总数的5%。

(一)病因

1.骨盆异常

男型骨盆与类人猿型骨盆多有中骨盆狭窄,阻碍胎头内旋转,容易发生持续性枕后位或枕横位。扁平骨盆及均小骨盆容易使胎头以枕横位衔接,俯屈不良影响内旋转,使胎头枕横位嵌顿在中骨盆形成持续性枕横位。

2.其他

子宫收缩乏力、前置胎盘、胎儿过大或过小以及胎儿发育异常等均可影响胎头俯屈及内旋转,造成持续性枕后位或枕横位。

(二)临床表现及诊断

1.临床表现

凡阻碍胎头在产道内内旋转的因素,如男型骨盆或类人猿型骨盆、扁平骨盆及均小骨盆等骨盆形态及大小异常,子宫收缩乏力,胎头俯屈不良,头盆不称等,均可能导致持续性枕后位或持续性枕横位。

临产后若胎头以枕后位入盆,影响胎头俯屈及衔接,胎先露不易紧贴子宫下段及宫颈内口,常导致宫缩乏力及宫口扩张缓慢。在活跃期晚期及第二产程前期,若为枕后位,因枕骨持续位于骨盆后方压迫直肠,产妇自觉肛门坠胀及排便感,致使宫口尚未开全时过早使用腹压,容易导致宫颈前唇水肿和产妇疲劳,影响产程进展及产力。持续性枕后位,枕横位常致活跃期晚期产程停滞及第二产程胎头下降延缓或停滞、继发性宫缩乏力。

2.腹部检查

胎背偏向母体后方或侧方，前腹壁能触及胎儿肢体，胎心在胎儿肢体侧也容易听到。

3.阴道检查

在活跃期晚期及第二产程前期出现产程进展异常、继发宫缩乏力，应行阴道检查，常有宫颈前唇水肿。枕后位盆腔后部空虚，胎头矢状缝常位于骨盆斜径上。枕横位胎头矢状缝位于骨盆横径上，前后囟分别位于骨盆两侧偏后方，因胎头俯屈不良，前囟常低于后囟。若出现胎头水肿、颅骨重叠、囟门及颅缝触不清时，提示存在头盆不称，需借助胎儿耳郭及耳屏位置及方向判定胎方位，同时判断宫缩时胎头下降情况。

(三)处理

若骨盆无异常、胎儿不大，可试产。

1.第一产程

密切观察产程进展及胎心变化，防止产妇过早屏气用力，防宫颈前唇水肿及体力消耗；产妇取胎背对侧卧位，促进胎头俯屈、下降及向前旋转，充分试产。宫缩乏力时，可静脉滴注缩宫素；宫口开大 6 cm 以上，可行人工破膜，观察羊水性状，促进产程进展。若经过上述处理效果不佳，宫口开大＜1 cm/h 或无进展或试产过程中出现胎儿窘迫，均应行剖宫产术。

2.第二产程

发现胎头下降延缓及停滞时，应及时行阴道检查确定胎方位，发现胎头呈枕后位或枕横位时，应指导产妇配合宫缩、屈髋加腹压用力，以此方式减小骨盆倾斜度、增加胎轴压，使胎先露部充分借助肛提肌收缩力转至枕前位。亦可在宫缩时上推胎头前囟协助其充分俯屈，解除枕额径嵌顿使其以枕下前囟径顺利完成内旋转后通过产道自然分娩。若经上述处置仍无进展或进展缓慢，或第二产程初产妇 2 小时，经产妇 1 小时，应行阴道检查。若 S≥＋3(双顶径已达坐骨棘及以下)时，用手转胎头或用胎头吸引器(或产钳)辅助将胎头转至枕前位后阴道助娩。若转至枕前位困难，亦可转至正枕后位产钳助娩。枕后位时胎头俯屈差，往往以枕额径娩出，宜行较大的会阴后-侧切开术娩出胎儿，以防产道裂伤。若第二产程延长，而胎头双顶径仍在坐骨棘以上，或第二产程 S＜＋3 伴胎儿窘迫时，均宜剖宫产分娩。

3.第三产程

应做好新生儿复苏抢救准备，防治产后出血。有软产道裂伤者，应及时修补，并给予抗生素预防感染。

第七节　羊水栓塞

羊水栓塞(amniotic fluid embolism，AFE)是指在分娩过程中羊水进入体循环中引起的急性缺氧、血流动力学衰竭和凝血的妊娠期变态反应综合征，是严重的分娩并发症，死亡率高达60%～70%。

一、流行病学

1989—1991年我国孕产妇死亡的资料中羊水栓塞占4.7%，是孕产妇死亡的第3位原因。据北京市20世纪90年代统计，羊水栓塞占孕产妇死亡的15.5%，在美国、澳大利亚，羊水栓塞是孕产妇死亡的第2位原因，占10%，在英国占7%。上海新华医院刘棣临、周致隆报道我国上海地区从1958—1983年资料统计羊水栓塞发生率为1∶14 838。Clark等报道，羊水栓塞的发病率在美国为1∶(8 000～80 000)。最近，美国两个大样本调查研究表明，羊水栓塞在经产妇和初产妇的发生率分别是14.8/10万和6.0/10万。在澳大利亚近27年致命性羊水栓塞的发病率为1.03/10万。据报道，羊水栓塞引起死亡的孕产妇占孕产妇死亡的10%～20%。羊水栓塞孕产妇死亡率高达60%～70%，在不同的文献报道中，羊水栓塞的母亲死亡率有很大的不同。在美国国家登记资料5年统计羊水栓塞孕产妇死亡率是61%；英国国家登记统计资料羊水栓塞孕产妇死亡率是37%。张振钧报道上海市1985—1995年的75例羊水栓塞患者中死亡54例，死亡率为68%。虽然急救技术迅速发展，仍有约25%病例可即时或发病后1小时内死亡。大部分幸存者又都存在因缺氧导致的永久性神经损害。胎儿死亡率约为21%，羊水栓塞发生在分娩前，胎儿的预后是差的，胎儿的存活率大概是40%，在幸存的新生儿中29%～50%存在神经系统损害。

羊水栓塞绝大部分发生在妊娠晚期，尤以第一产程多见，罕有在产后48小时发病的。1995年Stevent，Clark所分析的46例羊水栓塞患者中，70%发生在产程中、胎儿娩出之前；11%发生在阴道分娩，胎儿刚刚娩出后；19%发生在剖宫产中。

二、发病机制

早期研究，在产科因循环衰竭死亡后的尸体解剖中发现肺组织有羊水成分，经电子扫描图像显示在母体子宫下段局部、子宫颈内膜血管和胎盘着床部的血管中发现微血栓。因此，传统的观点认为，羊水栓塞是羊水内容物进入母体血液循环，导致肺部血管机械性梗阻，引起肺栓塞、肺动脉高压、急性肺水肿、肺源性心脏病、左心衰竭、低血压、低氧血症、凝血以致产生全身多器官功能障碍。

近期，Clark 等研究认为与栓塞相比，羊水栓塞更可能是母体对胎儿成分的变态反应，并建议称其为孕期变态反应综合征。羊水或羊水内容物如鳞状上皮、黏液、毳毛及胎脂等，在子宫收缩下从子宫下段或宫颈内膜破裂的静脉进入母血液循环，在胎盘早剥、子宫破裂、剖宫产、妊娠中期钳刮术、引产术或羊膜腔穿刺注药引产术时，羊水可直接由开放血管进入母体血液循环后，在某些妇女激发了一系列复杂的与人类败血症及过敏相似的病理反应；内毒素介质的释放是继发病理生理过程的核心。

(一)有关羊水栓塞的发病机制

目前认为羊水栓塞是由于羊水活性物质进入母体血液循环引起的“妊娠过敏样综合征”。引起羊水栓塞的羊水中的活性物质：花生四烯酸的代谢产物、白三烯、前列腺素、血栓素及血小板活性因子、过敏因子、组织样促凝物质。这些活性物质进入血液循环后可引起肺支气管痉挛、血小板聚集、血管内凝血，主要表现为心肺功能障碍、肺动脉高压、缺氧，继而发生多脏器损害等综合征。

1.羊水栓塞时血流动力学的变化

既往的观点认为，羊水栓塞导致肺部血管机械性梗阻，引起肺动脉高压、急性肺水肿、肺源性心脏病、左心衰竭、低血压、低氧血症，最终产生全身多器官功能障碍。而近来 Clark 等认为，正常羊水进入母体血液循环可能并无危害。余艳红等用全羊水灌注兔的离体肺，未产生由于机械性栓塞而引起的肺动脉高压和肺水肿，但在镜下检查发现有胎儿毛发及上皮细胞沉着在血管内，也无明显的血管痉挛发生；而用不含羊水有形成分的羊水样血浆灌注离体肺，虽无机械样栓塞现象，但能立即使肺动脉压升高，产生肺水肿。这些结果证明羊水栓塞致心肺循环障碍的原因不完全是羊水中有形成分引起的机械栓塞，而是由于羊水入血后多种活性物质释放所引起的病理变化。

2.白三烯在羊水栓塞发病中的作用机制

白三烯是一组具有多种作用的生物活性物质，参与炎症和变态反应，又称为慢反应物质。当机体受到各种刺激和抗原抗体反应，会引起白三烯释放，它是变态反应的重要介质，可导致过敏性哮喘或过敏性休克。白三烯能使支气管平滑肌强烈持久的收缩，增加毛细血管通透性和促进黏膜分泌，具有收缩肺血管的作用，可导致严重的低氧血症并产生低氧性肺动脉高压反应。另外，白三烯还具有强大的中性粒细胞、单核细胞和巨细胞趋化聚集作用，使肺血管膜和肺泡上皮损伤，引起肺水肿。此外，白三烯有负性肌力作用，影响心脏动力，使心排血量显著下降，再加上白三烯使血管通透性增高，血浆漏出，导致循环血量下降。

3.前列腺素在羊水栓塞发病中的作用

前列腺素是花生四烯酸的代谢产物，大剂量的花生四烯酸使血小板产生血栓素（TXA_2），从而使血管收缩，增加毛细血管的通透性；还可使血小板聚集，促使血栓形成。目前，一些动物实验提供了羊水栓塞的发生与前列腺素之间的紧密联系，认为羊水栓塞对肺部的病理改变如肺动脉高压、肺水肿，是由前列腺素及其代谢物血栓素所致。另外，呼吸衰竭和低氧血症时前列环素（PGI_2）与TXA_2比例失去平衡，促使血小板聚集 DIC 形成。

4.羊水栓塞与肥大细胞类胰蛋白酶

羊水栓塞由于异体抗原在母血中的暴露，会引起一种变态反应，在此反应发生时，T 细胞和肥大细胞释放的颗粒中有一种肥大细胞类胰蛋白酶参与体内变态反应。补体在激活羊水栓塞的发病机制中有重要的作用，在羊水栓塞的患者，补体 C3 和 C4 水平比正常妊娠低 2～3 倍。

5.血管内皮素-1 与羊水栓塞发病的关系

Khong 在 1998 年发现羊水栓塞死亡者的肺泡、细支气管内皮、肺血管内皮均有内皮素-1 表达，而羊水中胎儿上皮细胞-1 十分丰富，内皮素-1 与羊水栓塞时血流动力学及肺动脉高压的病理机制有密切关系，它可使肺血管及气道系统收缩。

（二）羊水栓塞发病的高危因素

1.宫缩过强

宫缩过强使宫内压增高，羊水易被挤入已破损的小静脉内。正常情况下羊膜腔内压力为 0～2.0 kPa(0～15 mmHg)，与子宫内肌层、绒毛间隙压力相似。临产后，第一产程内，子宫收缩时羊膜腔内压力上升为 5.3～9.3 kPa(40～70 mmHg)，第二产程时可达 13.3～23.3 kPa（100～175 mmHg），而宫腔内静脉压力为 2.7 kPa

(20 mmHg),羊膜腔内压力超过静脉压,羊水易被挤入已破损的小静脉血管内。此外,宫缩过强使子宫阔韧带牵拉,宫底部举起离开脊柱,减轻对下腔静脉的压力,回心血量增加,有利于羊水进入母血液循环。多数学者认为羊水栓塞与过强子宫收缩,不恰当使用宫缩剂有关。某医院分析广州市羊水栓塞死亡病例中,85%有过量使用催产素或前列腺素制剂催产、引产的病史。而1995年Clark等认为当宫内压超过5.3 kPa(40 mmHg)时子宫血流完全停止,静脉血流已被阻断,羊水与子宫血流之间的交流也被阻断,因而认为羊水栓塞不一定与过强宫缩有关。

2.其他因素

子宫体或子宫颈有病理性或人工性开放血窦,如在前置胎盘、胎盘早剥、胎盘边缘血管破裂、胎盘血管瘤、人工胎膜、宫颈扩张术、引产、剖宫产术等各种原因造成的子宫体或宫颈血窦开放均是羊水栓塞发生的高危因素。2008年HaimA.等对美国多家医院近3百万个分娩病例进行分析,显示羊水栓塞发生率是7.7/10万。分析其基础资料见羊水栓塞发病率较高的因素:年龄大于35岁,发病率为15.3/10万;高龄初产妇21.4/10万;前次剖宫产8.0/10万;糖尿病28.1/10万;双胎9.0/10万;前置胎盘231.9/10万;胎盘早剥102.5/10万、妊娠高血压11.5/10万;先兆子痫65.5/10万;子痫197.6/10万;胎膜早破7.8/10万;人工破膜5.4/10万;引产11.3/10万;绒毛膜、羊膜炎15.3/10万;胎儿窘迫15.5/10万;难产6.2/10万;产钳18.3/10万;胎头吸引器7.3/10万;剖宫产分娩15.8/10万。其中母亲年龄、前置胎盘、胎盘早剥、子痫和剖宫产是最突出的有关因素。

三、病理生理

羊水栓塞是由于羊水进入母体循环而引起的一系列严重症状的综合征。基本病理生理学是由于微循环中的外来物质和激活的继发的内源性介质相互作用引起的急性过敏性反应综合征。开始于肺血管紧张收缩,导致严重的低血氧,血流动力学的改变,包括心肺功能衰竭、急性右心衰竭、左心衰竭、休克等,继而出现凝血及出血。临床表现主要为急性呼吸困难、急性进行性心肺功能衰竭,在许多病例迅速出现凝血功能障碍。其主要死亡原因为突发性心肺功能衰竭、难以纠正的休克、大量出血或多脏器功能衰竭。最近,根据国际羊水栓塞登记资料分析认为羊水栓塞主要临床表现在血流动力学,血液学和特殊的过敏性休克三方面。

羊水进入子宫静脉，经下腔静脉回心→右心房→右心室→肺动脉→肺循环→体循环。羊水中的胎儿抗原进入母体循环引起急性变态反应及一系列的病理生理学变化，主要的病理生理变化有以下几方面。

(一)急性变态反应

羊水中的胎儿抗原进入母体循环引起一系列急性变态反应，激活一些变态反应的因素和介质，主要有花生四烯酸代谢产物、白三烯(LT)、PGI_2、TXA_2和肥大细胞脱颗粒释放类胰蛋白酶(MCT)、组胺等。这些变态反应介质，特别是白三烯可导致过敏性哮喘和过敏性休克，患者产生过敏性休克样反应，出现寒战、严重休克，休克程度与出血量不成正比例。

(二)急性肺动脉高压

羊水中的抗原物质引起的变态反应，各种介质、细胞因素以及有形成分可引起肺动脉痉挛和栓塞，产生急剧的血流动力学改变。当羊水进入肺血管时，羊水中的$PGF_{2\alpha}$等可引起肺血管痉挛，血管阻力升高，产生急性肺动脉高压。肺换气功能受影响，出现低血氧。肺动脉高压在羊水栓塞后10～30分钟发生。

羊水栓塞时肺动脉高压使右心前负荷加重，引起急性右心衰竭；肺血管痉挛使肺静脉缺血；左心回心血量减少，左心功能衰竭；心排血量下降，体循环血压降低。左心功能衰竭的原因可能与低氧对心肌损害、冠状动脉血流下降至心肌缺血及羊水对心肌的直接影响因素有关。

当母体受到胎儿抗原的刺激可产生抗原抗体反应，白三烯、前列腺素的释放直接影响肺血管完整性，并具有强大的中性粒细胞、单核-巨噬细胞的趋化聚集作用，使肺血管和肺泡上皮损伤，支气管黏膜分泌增加，引起肺水肿。羊水栓塞时肺动脉高压、肺水肿还与羊水中的前列腺素及其代谢物血栓烷有关。羊水能诱发白细胞产生前列腺素，大剂量的花生四烯酸使血小板产生TXA_2，从而使血管收缩，增加毛细血管的通透性。介质白三烯有收缩肺血管及增加肺毛细血管通透性的效应。有学者在动物实验中观察到注入碳环TXA_2入猫体内后，引起全身血管阻力升高，心排血量显著下降，因此认为TXA_2参与羊水栓塞的病理生理改变。

另外，羊水内容物可阻塞肺小动脉和毛细血管，形成广泛微小栓子，使肺血液循环产生机械性阻塞，使肺泡失去换气功能。肺栓塞后严重影响肺内毛细血管氧的交换，微血管内血液灌注失调而发生缺氧和肺水肿，同时迷走神经兴奋引起反射性肺血管痉挛和支气管分泌亢进，亦加重肺动脉高压的病理改变。

(三)急性缺氧

羊水栓塞时各种因素引起肺动脉高压及支气管痉挛,导致血流淤滞和阻塞,以及血流通气比例失调。肺血管床面积减少 50%以上,肺动脉压平均上升超过 2.7 kPa(20 mmHg)。肺动脉高压使肺血液灌注量明显减少,即肺高压。低灌注而出现急性呼吸衰竭,引起急性缺氧。明显的一过性氧饱和度下降,常在开始阶段出现,并在许多幸存者中引起神经系统的损伤。肺缺氧时,肺泡及微血管通透性增加;羊水中的抗原性物质及一些细胞活化因素、内毒素、介质等引起过敏样反应,使肺毛细血管通透性增加,血浆部分渗出,导致肺间质及肺泡内水肿,进一步加重缺氧。白三烯类化合物能使支气管平滑肌强烈持久地收缩,增加毛细血管通透性和促进黏膜分泌;具有收缩肺血管的作用,可导致严重的低氧血症,并产生低氧性肺动脉高压反应。肺局部缺氧可使肺血管内皮损伤,血小板聚集,肺血管内微血栓形成,肺出血,肺功能进一步损害。缺氧还可使肺泡表面活性物质的产生减少,分解增多,肺泡下塌,无效腔增加致难治性进行性缺氧。最终导致急性呼吸衰竭,成人呼吸窘迫综合征等一系列肺部疾病。羊水栓塞发生急性缺氧的原因:①肺血管痉挛,肺动脉高压致换气障碍;②支气管痉挛,通气障碍;③肺水肿、成人呼吸窘迫综合征使通气、换气障碍;④心力衰竭、呼吸衰竭、DIC 等进一步加重缺氧。根据美国国家登记统计资料分析,羊水栓塞中有 83%的患者有实验检测异常和临床缺血、缺氧表现。

(四)DIC

在妊娠后期,无论正常妊娠或病理妊娠均有凝血因子的增加,从血液学角度来说都是处于高凝状态。其血中的凝血因子如纤维蛋白原,凝血酶原Ⅷ、Ⅶ、Ⅴ因子等一个或多个凝血因子处于高水平。羊水栓塞作为一个启动因素可加速凝血,造成弥散性血栓形成发生 DIC。约有 50%的羊水栓塞患者会发生继发性的 DIC。不管分娩的方式如何,50%的病例 DIC 发生在发病 4 小时以内,起始症状常在发病 20～30 分钟。尽管适当的积极治疗,仍有 75%的患者死于严重的出血和凝血功能障碍。

羊水栓塞造成 DIC 的原因是多方面的:①羊水进入体循环后激活母体凝血系统,造成凝血功能障碍。启动凝血过程,羊水中含有大量的凝血因子Ⅹ、Ⅱ、Ⅶ等,并且还含有外源性凝血系统的组织因子。组织因子可能是羊膜细胞合成的。另外,胎儿皮肤、呼吸道、生殖上皮的组织因子可能也是羊水中该成分的主要来源。羊水进入母体循环后,促凝物质即可激活外凝血系统,形成复合物即凝血酶原，使凝血酶原形成凝血酶，后者使纤维蛋白原转化为纤维蛋白。同时羊水中凝血活酶样物质可直接促使血液凝固，使血液呈暂时性高凝状态。血管内微血栓形成，迅速消耗大量凝血因子，纤维蛋白原减少。②促进血小板聚集及活化；羊水内颗粒物质具有促血小板聚集和血小板破坏的作用，血小板聚集增加促进微血栓的形成。广泛的微血栓形成，会导致血小板的大量消耗，加重了血小板消耗性减少的程度。③激活纤溶系统同时羊水中又有活化因子（纤溶激活酶）可激活血浆素酶（纤维蛋白溶酶原，Pg）形成血浆素（纤维蛋白溶酶 P），对血浆中纤维蛋白原和纤维蛋白起水解作用，产生纤维蛋白降解产物 FDP，积聚于血中，FDP 有抗凝作用，使血液的高凝状态迅速进入纤溶活跃状态，迅速出现出血倾向和产后出血，血液不凝，引起出血性休克。④呼吸衰竭和低氧血症时 PIG_2 与 TXA_2 比例失去平衡，使血小板聚集，DIC 形成。肺血管内微血栓可加重肺动脉痉挛，肾血管内微血栓可使肾灌注量减少，造成急性肾衰竭。

（五）多脏器功能衰竭

羊水栓塞时由于急剧的心肺功能衰竭、严重缺氧及弥散性血管内凝血导致脏器缺血缺氧，常引起多脏器功能衰竭。脑部缺氧可致抽搐或昏迷，造成神经系统损害的后遗症。由于低血容量、肾脏微血管栓塞，肾脏缺血缺氧可引起肾组织损害，导致急性肾衰竭。肺部缺氧可导致肺水肿、肺出血、成人呼吸窘迫综合征、呼吸衰竭等。多脏器功能衰竭是羊水栓塞死亡的重要原因之一，不少患者经紧急抢救虽然渡过了肺动脉高压、休克及 DIC 出血，但最终仍因多脏器功能衰竭而死亡。

四、临床表现

羊水栓塞多发生在分娩过程中，尤其在胎儿即将娩出前，或产后短时间内，极少超过产后 48 小时。罕见的羊水栓塞发生在临产前，或妊娠中期手术，经腹羊膜腔穿刺术创伤和生理盐水羊膜腔灌注术，剖宫产术者多发生在手术过程中。Clark 所分析的羊水栓塞患者，70％发生在产程中胎儿娩出前，11％发生在阴道分娩胎儿刚刚娩出后，19％发生在剖宫产术中。

羊水栓塞典型的临床表现为突然发生的急性心肺功能障碍、肺动脉高压、严重低氧血症、深度低血压、凝血功能障碍和难以控制的出血。本病表现为呼吸困难、发绀、循环衰竭、凝血障碍及昏迷五大主要症状。

（一）急性心肺功能衰竭

主要是在产程中，尤其是在刚破膜后不久，或分娩前后短时间内，产妇突然发生烦躁不安、寒战、气急等先兆症状;继而出现呼吸困难、发绀、抽搐、昏迷、血压下降、肺底部啰音等过敏样反应和急剧的心肺功能障碍的症状。严重者发病急骤甚至没有先兆症状,仅惊叫一声或打一个哈欠,血压迅速下降或消失,产妇可在数分钟内迅速死亡。经肺动脉导管发现在羊水栓塞的患者,有瞬时的肺动脉压升高,左心功能不全,有一定程度的肺水肿或成人呼吸窘迫综合征。

(二)严重的低氧血症

由于肺动脉高压和休克,患者出现严重的低氧血症,出现发绀、呼吸困难,血氧分压及氧饱和度急剧下降,PaO_2 可降至 10.7 kPa(80 mmHg)以下,一般在 8.0～10.7 kPa(60～80 mmHg)。

(三)休克

由肺动脉高压引起的心力衰竭、急性循环呼吸衰竭及变态反应引起心源性和过敏性休克。患者出现烦躁不安、寒战、发绀、四肢厥冷、出冷汗、心率快、脉速而弱、血压下降;DIC 高凝期的微血栓形成,使急性左心排血量低下,或心搏骤停致循环衰竭;凝血功能障碍凝血因子消耗致出血等均会引起急性循环衰竭、缺血、缺氧等休克的临床表现。

(四)凝血障碍

高凝期出现与出血不成比例的休克,此期持续时期很短,一般难以发现,凝血后期由于微血栓致脏器功能障碍。患者经过短暂的高凝期后,继之发生难以控制的全身广泛性出血,大量阴道流血、切口渗血、全身皮肤黏膜出血、消化道大出血甚至暴发性坏疽。有部分患者有急性严重的 DIC 而无心肺症状,在这部分患者以致命的消耗性凝血继发严重的广泛性出血表现为主,是羊水栓塞的顿挫型。

(五)急性肾衰竭与多脏器功能衰竭

羊水栓塞后期患者出现少尿或无尿和尿毒症的表现。这主要是由于循环功能衰竭引起的肾缺血及 DIC 高凝期形成的血栓堵塞肾内小血管,引起肾脏缺血、缺氧,导致肾脏器质性损害。羊水栓塞弥散性血管内凝血可发生在多个器官系统,DIC 微血栓终末器官功能紊乱的发病率如下:皮肤 70%、肺 50%、肾 50%、垂体后叶 50%、肝脏 35%、肾上腺 30%、心脏 20%。

一般把呼吸困难、发绀、循环衰竭、凝血障碍及昏迷列为羊水栓塞五大主要症状。Clark 等于 1995 年根据美国国家登记统计资料分析 46 例羊水栓塞患者主要症状体征出现频率:缺氧 100%、低血压 100%、胎儿窘迫 100%、肺栓塞或成人呼吸窘迫综合征 93%、心搏骤停 87%、发绀 83%、凝血 83%、呼吸困难 49%、支气管痉挛 15%、瞬时高血压 11%、抽搐 48%、弛缓失张 23%、咳嗽 7%、头痛 7%、胸痛 2%。同时报道超过 50%的患者出现继发于凝血的产后出血。中国张振钧等分析上海市 1985—1991 年内 75 例羊水栓塞患者的临床表现，显示各主要症状出现频率分别：发绀 38%、苍白 32%、呼吸困难 22%、烦躁 21%、胸闷 18%、抽搐 8%，寒战 8%、DIC 81%。

五、诊断

(一)临床诊断

美国羊水栓塞临床诊断标准：①急性低血压或心搏骤停；②急性缺氧，表现为呼吸困难、发绀或呼吸停止；③凝血机制障碍，实验室数据表明血管内纤维蛋白溶解或无法解释的严重出血；④以上症状发生在子宫颈扩张、子宫肌收缩、分娩、剖宫产时或产后 30 分钟内；⑤对上述症状缺乏其他有意义的解释。

(二)实验室诊断

1.检测母亲外周血浆 Sialyl Tn 抗原浓度

Sialyl Tn 是一种存在于胎粪和羊水中的抗原物质，在出现羊水栓塞症状的患者，其血清中 Sialyl Tn 明显升高，羊水栓塞发生是因为母-胎屏障被破坏，使羊水及其有形成分入血。羊水和胎粪进入母血后使 Sialyl Tn 抗原出现在母血中，可用其敏感的单克隆抗体检测。有学者发现胎粪和羊水中的 Sialyl Tn 抗原能与单克隆抗体 TKH-2 特异性结合。羊水粪染的产妇血清中的 Sialyl Tn 抗原 20.3±15.4 U/mL，略微高于羊水清亮产妇，而在羊水栓塞或羊水栓塞样综合征患者血清中 Sialyl Tn 抗原有明显升高 105.6±59.0 U/mL，$P<0.01$。该方法可以较为直接地证实胎粪或羊水来源的黏蛋白是否进入了母体循环，是一种简单、无创、敏感的诊断羊水栓塞的方法。

2.血涂片羊水有形成分的检查

取母亲中心静脉(下腔静脉、右心房、肺动脉)血，离心后分 3 层，下层为血细胞，上层为血浆，中层为一层薄的蛋白样组织，其中该层可查找到羊水中的毳毛、胎脂、鳞状上皮、黏液，如为阳性说明有羊水进入母体血液循环中。亦有从气管分泌物中找中羊水角化细胞。有作者对血中羊水成分检查的方法进行改良；取外周血 2～3 mL 于肝素抗凝管中、混匀、离心，从血浆液面 1 mm 处取 10～20 μL血浆于载玻片上寻找脂肪颗粒及羊齿状结晶及羊水其他有形物质。将余的全部血浆移到另一试管内，再离心，将沉淀物分别染成涂片、中等厚度片和厚片共3张，待干或酒精灯烘干、瑞氏染色，油镜下寻找角化上皮、羊齿状结晶等羊水成分，其中羊齿状结晶在涂片干后不经染色即可镜检。在18例羊水栓塞患者中15例找到羊水成分，11例找到脂肪颗粒，其中有9例为羊水结晶与脂肪颗粒均于同一标本内找到。可见羊水栓塞患者外周血中羊水的有形物质检出率为83.33%，而对照组正常产妇其外周血羊水有形成分检出率为11.11%，差异有显著性。对照组中未检出角化上皮及羊水结晶，仅见脂肪颗粒。

国外有学者对心脏病分娩时产妇进行Swan-Gang导管监测时，在肺动脉内也发现羊水成分，无任何AFE临床症状。因此认为血中有羊水成分不能确认为羊水栓塞。在我们多年的临床实践中，认为有羊水栓塞的典型临床症状，配合外周血羊水成分检测阳性，有利于羊水栓塞的早期诊断，早期处理。因方法简单、快速，在基层医院可进行检测，因此，目前在临床中仍有一定应用价值，特别是基层医院。

3.抗羊颌下腺黏液性糖蛋白的单克隆抗体(TKH-2)诊断羊水栓塞

TKH-2能检测到胎粪上清液中极低浓度的Siglyl Tn抗原，被TKH-2识别的抗原不但在胎粪中大量存在，同时也可出现在清亮的羊水中。用放射免疫检测法在胎粪污染的羊水和清亮的羊水中都可测到Siglyl Tn抗原。现发现Siglyl Tn抗原是胎粪和羊水中的特征成分之一。随着免疫组织技术的不断发展，通过羊水栓塞死亡的人体组织研究，用免疫组织方法诊断羊水栓塞，特别是抗羊颌下腺黏液性糖蛋白的单克降抗体(TKH-2)诊断羊水栓塞是最敏感的方法之一，也是进一步研究的重点。

4.检测锌-粪卟啉(Znep-1)

Znep-1是胎粪的成分之一，可通过荧光测定法在高压液相色谱仪上测定，是一种快速无损、敏感的诊断方法，以35 nmol/L作为临界值。在国外有将血清Znep-1和Sialyl Tn抗原测定作为羊水栓塞首选的早期诊断方法，亦可用于诊断不典型的羊水栓塞。

5.急性DIC的实验室诊断

(1)血小板计数：血小板减少是急性DIC的一个特征，发生羊水栓塞时，外凝系统被激活，在凝血酶的作用下，血小板聚集为微血栓存在于肺、肝、脾等内脏器官的微血管内，故外周血液中的血小板数减少，常低于100×10^9/L，或进行性下降，甚至低于50×10^9/L，血小板下降可作为DIC的基本指标之一。

(2)血浆纤维蛋白原含量<1.5 g或呈进行性下降。

(3)3P试验阳性或血浆FDP>20 ng/L，或血浆D-二聚体水平较正常增高

4 倍以上。

(4)PT 延长或缩短 3 秒以上，APTT 延长或缩短 10 秒以上。多数患者 APTT 在 50～250 秒，甚至＞250 秒。

(5)抗凝血酶Ⅲ(AT-Ⅲ)活性＜60%。

(6)外周血破碎红细胞＞2%～10%、进行性贫血、血红蛋白尿等。

(7)血浆内皮素-1(ET-1)水平＞80 mg/L。

由于 DIC 早期临床表现缺乏特异性，而常规检查项目在 DIC 的早期呈现阳性结果的很少，近年提出前 DIC(Pre-DIC)的主要诊断依赖分子标志物的检查。主要标志物：凝血酶原片段 1 和 2(F1＋2)、凝血酶-抗凝血酶复合物(TAT)、纤维蛋白肽 A(FPA)、可溶性纤维素单体复合物(SFMC)、抗凝血酶Ⅲ(AT-Ⅲ)、β-血小板球蛋白(β-TG)、纤维蛋白降解产物(FDP)、*D*-二聚体、纤溶酶-纤溶酶抑制复合物(PIC)等，这些项目目前在一般的医院尚未开展。DIC 的早期有血小板进行性下降、FDP 和*D*-二聚体进行性增高。SFMC、TAT、PIC 增高或部分项目增高对确定 DIC 的存在有参考意义。羊水栓塞所致的 DIC 是来自羊水中组织因子进入血液及继发性缺氧激活凝血因子形成微血栓；纤溶系统也被激活。其临床表现为凝血因子的消耗所致的出血和微血栓所致的脏器功能不全。其实验室检查是凝固系统的抑制物 AT-Ⅲ和纤溶系的抑制物同等程度被消耗。

(三)其他辅助诊断

1.胸部 X 线检查

90%以上的患者可出现肺部 X 线异常改变，主要表现为肺栓塞及肺水肿。肺水肿时可见双肺圆形或密度高低不等的片状影，呈非节段性分布。多数分布于两肺下叶，以右侧多见，一般数天内可消失。可伴有肺不张、右心影扩大。上腔静脉及奇静脉增宽。但肺部 X 线正常也不能排除羊水栓塞。

2.超声心动图检查

超声心动图对提供心脏功能状态和指导治疗是需要的，在羊水栓塞的患者可见右心房扩大、房间隔移向左边，有时见左心变成 D 型，显示右心高压。三尖瓣关闭不全，显示严重的右心功能障碍。经食管超声心动图(TOE)检查最近用于羊水栓塞心肺功能的检测，常显示严重右心功能不全，包括右心扩大、舒张期室间隔平坦、三尖瓣反流和肺动脉高压，TOE 检查并可排除大的肺血栓。

3.血气分析

主要表现是严重低氧血症，并呈进行性下降，血氧饱和度常在 80%以下；严重缺氧时可低于 5.3 kPa(40 mmHg)。动脉血气分析显示代谢性酸中毒或呼吸性酸中毒，常呈现混合性酸中毒。

4.心电图

可显示窦性心动过速，ST-T 变化，心脏缺血缺氧的心电图改变。

5.放射性核素扫描或肺动脉造影

放射性核素^{131}I 肺扫描有显影缺如，充填缺损。此方法简单、快速及安全。肺动脉造影可诊断肺栓塞，X 线征象可见肺动脉内充盈缺损或血管中断、肺段血管纹理减少。肺动脉造影还可以测量肺动脉楔压，对辅助诊断有帮助，但其方法并发症较多，目前很少应用。

6.死亡后诊断及病理论断

（1）取右心室血液检查：患者死亡后，取右心血置试管内离心，取沉淀物上层作涂片，找羊水中的有形成分，发现羊水中的有形成分如角化物、胎脂、毳毛等可作诊断。但因在非羊水栓塞死亡的产妇肺中亦有发现羊水有形成分，因而此法只能作参考。

（2）肥大细胞类胰蛋白酶的免疫组化检测：在变态反应时，T 细胞和肥大细胞释放的颗粒中有一种肥大细胞类胰蛋白酶（mast cell tryptase，Met）参与体内变态反应。过敏性休克和羊水栓塞死亡的尸体，检测其血液和肺组织，其 Met 含量增多。Met 是一种中性蛋白酶，参与变态反应过程，在血清中相当稳定，是肥大细胞脱颗粒易于观察的一种标识。用免疫组化法检测体内组织 Met 增多，可提示体内存在变态反应，结合病理形态改变，可增加过敏性休克诊断的可靠性。

（3）羊水中角蛋白的检测：在尸解病例中取肺脏组织，在肺脏的小血管内出现角化物、胎脂、胎粪、毳毛等可做出羊水栓塞的诊断。传统的 HE 染色染出的脱落的角化上皮和血管内脱落的上皮很难鉴别，特异性不强。中国医科大学法医学系用曲苯利蓝-2B 染液，在羊水吸入死亡的胎儿肺脏及羊水栓塞死亡的产妇肺脏的小血管内，均检出条索状蓝色均匀一致的角化上皮，此种方法对脱落的角化上皮染色具有特异性，而对血管内皮不染色，因此能区别血管内皮，具有很强的特异性和准确性。

（4）羊水栓塞主要的病理改变：在肺小动脉和肺毛细血管中发现角化鳞状上皮、无定形碎片，胎脂、黏液或毳毛等所组成的羊水栓子，可诊断为羊水栓塞。羊水成形物质多见于肺、肾，也可见于心、脑、子宫、阔韧带等，最特征性的改变是肺小动脉和毛细管内见羊水有形成分。特殊免疫组化抗羊颌下腺黏液性糖蛋白的单克隆抗体（TKH-2）标记羊水成分中的神经氨酸 2N2 乙酰氨基半乳糖抗原、肺肥大细胞类胰蛋血酶等可以协助诊断。

目前早期诊断羊水栓塞仍然比较困难，临床上仍是依靠典型的临床表现、体征及从中心静脉或动脉插管中找到胎儿鳞状上皮或碎片和相应的辅助检查，协助诊断。确诊羊水栓塞主要依据是病理尸体解剖。

六、鉴别诊断

羊水栓塞应与肺血栓、过敏性反应、休克、产后出血、子痫抽搐、胎盘早剥、心肌梗死、急性肺水肿、充血性心力衰竭、空气栓塞、气胸等作鉴别诊断。

（一）肺血栓

妊娠晚期，血黏度增加，血液处于高凝状态，偶有因下肢深静脉或盆腔静脉血栓脱落致肺血栓，其症状与羊水栓塞相似。肺血栓多见于阴道产后或剖宫产后数天，下地活动时突然发病；突发性胸痛、呼吸困难、发绀、休克、突然死亡。根据无羊水栓塞诱因，发病经过与羊水栓塞不同，血液学检查无 DIC 改变。胸部 X 线表现及 CT 对肺栓塞的诊断有很大帮助。

（二）变态反应

羊水栓塞早期症状常见过敏样反应、寒战，需与变态反应鉴别。变态反应患者常有或在输液中发生症状，少见发绀、缺氧、呼吸困难等症状。血液检查无 DIC 改变，无严重的缺氧，X 线肺部无羊水栓塞的表现。用抗过敏药地塞米松推注症状迅速好转。

（三）子痫

羊水栓塞常有昏迷、抽搐，应与子痫鉴别。子痫时血压明显升高，有蛋白尿，出现典型的子痫抽搐。根据发病经过临床症状、体征、辅助检查常可鉴别。

（四）急性充血性心力衰竭

羊水栓塞呼吸困难、缺氧须与急性充血性心力衰竭相鉴别。后者常见有心脏病的病史、心界扩大、奔马律、双肺弥漫性湿啰音，少见休克。血液学检查无 DIC 改变。

（五）出血性休克

患者出现出血症状，伴休克；常有面色苍白、出冷汗，其症状与延缓型羊水栓塞相似。而产后出血性休克常有出血原因存在如宫缩乏力、子宫破裂、胎盘因素、软产道损伤、血液病等；休克时伴中心静脉压下降。根据病史、体征、血液 DIC 检查、胸片等可以鉴别。羊水栓塞的休克常有呼吸困难及发绀、中心静脉压上升，临床上两者有时难以完全区别，在治疗上有相同之处。

(六)心肌梗死

心肌梗死是冠状动脉急性闭塞,血流中断,心肌因严重而持久缺血以致局部坏死所致。患者常剧烈胸痛,胸部紧缩感,有冠心病或心肌病病史,少数见于梅毒性主动脉炎。无肺部啰音,心绞痛发作时心电图有特殊改变,示 ST 段明显抬高,或胸前导联出现 T 波高耸,或缺血图形。

(七)脑血管急症

脑血管瘤或脑血管畸形破裂,常见突然昏迷、抽搐、缺氧、休克、瞳孔散大等。根据神经系统检查有病理反射定位体征、偏瘫、CT 检查可以鉴别。

(八)气胸

气胸是肺泡和脏层胸膜破裂,肺内气体通过裂孔进入胸腔所致。在产程中用力屏气可发生突发性气胸,常见症状有胸痛、伴刺激性咳嗽、呼吸困难、发绀、肺部呼吸音低,叩诊鼓音。患侧胸部或颈部隆起,有捻发感。X 线见患侧透明度增高,纵隔偏移,血压常正常。

七、治疗

羊水栓塞患者多数死于急性肺动脉高压、呼吸循环衰竭、心搏骤停及难以控制的凝血功能障碍。急救处理原则包括生命支持、稳定产妇的心肺状态、正压通气、抗休克、维持血管的灌注、纠正凝血功能障碍等措施。

(一)纠正呼吸循环衰竭

心肺复苏及高级生命支持:羊水栓塞时由于急剧血流动力学的变化致心搏骤停、心肺衰竭,如不能及时复苏,大部分患者可在 10 分钟内死亡。产科急救医师必须熟练掌握心肺复苏(CPR)技术,包括基础生命支持(BLS)和高级生命支持(ACLS),熟悉妊娠期间母体生理改变对复苏效果的影响。

基础生命支持采用初级 ABCD 方案:①开放气道(airway.A);②提供正压呼吸(breathing.B);③进行胸外按压、心前区叩击复律(circulation.C),必要时心脏电击除颤;④评估(defibrillation.D)。目标是针对恢复道气通畅、建立呼吸循环。

高级生命支持采用高级 ABCD 方案:①尽快气管插管(A);②确定气管套管位置正确、确定供氧正常、高流量正压供氧(B);③建立静脉通道,检查心率并监护,使用合适药物(C);④评估,鉴别诊断处理可逆转的病因(D)。

复苏用药:①肾上腺素 0.5～1.0 mg 静脉推注,可重复用药,隔 3～5 分钟重复一次。②碳酸氢钠，复苏早期不主张用碳酸氢钠纠正酸中毒，主要通过 ABCD 方案以改善通气换气及血液循环。多主张经历一段时间 CPR 后临床无明显改善，才考虑用碳酸氢钠，并根据血气分析指导用量。③心率缓慢可用阿托品，每次 0.5～1.0 mg 静脉推注。④用药途径，近 10 多年来已放弃使用心腔注射，改用静脉注射或气管内给药，用 0.9%NaCl 10 mL 稀释，经导管注入气管内。但多次气管内给药可致动脉氧分压下降，一次注射中断 CPR 的时间不能超过 10 秒。

(二)正压供氧，改善肺内氧的交换

羊水栓塞的起始症状是由于肺动脉痉挛和栓塞，血管阻力升高，产生急性肺动脉高压；出现严重的呼吸困难、发绀和低氧，应立即行气管内插管呼气末正压供氧，以改善肺泡毛细血管缺氧，减少肺泡渗出液及肺水肿，从而改善肺呼吸功能，减轻心脏负担及脑缺氧，有利于昏迷的复醒。充分吸氧可最大限度地缓解脑和心肌缺血及酸中毒引起的肺动脉痉挛，改善缺氧，避免由于缺氧造成的心、脑、肾缺氧而致的多脏器功能衰竭。

(三)抗过敏

患者出现寒战，咳嗽、胸闷与出血量不成比例的血压下降时，可给地塞米松 20 mg 静脉缓注。临床诊断为羊水栓塞者再给地塞米松 20 mg 加入 10%葡萄糖液 250～500 mL 静脉滴注；或氢化可的松 200 mg 静脉推注，然后以 100～300 mg置于葡萄糖液中静脉滴注，每天可用 500～1 000 mg。在美国国家羊水栓塞登记册中已认可用高剂量的类固醇治疗羊水栓塞，但并无统一的用量标准。目前，临床上以用地塞米松较多，较少使用氢化可的松。

(四)抗休克

休克主要因变态反应、心肺功能衰竭、肺动脉高压、迷走神经反射、DIC 高凝期及消耗性低凝期出血所致。补充血容量、恢复组织血流灌注量是抢救休克的关键。应立即开放两条输液通道，放置中心静脉导管，测定中心静脉压；必要时也可作输液用。休克早期以补充晶体液及胶体液为主，常选用乳酸钠林格溶液(含钠 130 mmol/L、乳酸 28 mmol/L)、各种平衡盐液。胶体液常用右旋糖酐-70、羟乙基淀粉(706 代血浆)、全血、血浆等。最好选用新鲜冰冻血浆，因内含有纤维蛋白原及抗凝血酶Ⅲ(AT-Ⅲ)；在补充血容量的同时可有利于改善凝血功能障碍。伴有出血时，如血红蛋白低于 50 g/L、红细胞低于 1.8×10^{12}/L、血细胞比容低于 24%时，应补充全血。补液量和速度最好以血流动力学监测指标作指导，当 CVP 超过 0.2 kPa(18 cmH_2O)时，应注意肺水肿的发生。有条件的应采

用 Swan-Ganz 导管行血流动力学监测。血液循环恢复灌注良好的指标：尿量>30 mL/h，收缩压>13.3 kPa(100 mmHg)，脉压>4.0 kPa(30 mmHg)，中心静脉压为0.05～0.10 Kpa(5.1～10.2 cmH_2O)。

对于由于急性呼吸、循环衰竭而致的休克，及经补充血容量仍不能纠正的休克可使用正性心肌药物，常用多巴胺。多巴胺是体内合成肾上腺素的前体，具有β受体激动作用，也有一定α受体激动作用，低浓度时有增强α受体兴奋作用，能增强心肌收缩力，增加心排血量，对外周血管有轻度收缩，高浓度时β受体兴奋作用，对内脏血管(肾、肠系膜、冠状动脉)有扩张作用，可增加心、肾的血流量。多巴胺用量一般 40～100 mg 加入 5%葡萄糖溶液 250 mL 静脉滴注，根据血压调节用量，起始剂量 0.5～1.0 μg/(kg·min)可逐渐增加至 2～10 μg/(kg·min)。多巴酚丁胺 20 mg 加入 5%葡萄糖液 100 mL 中，按 5～10 μg/(kg·min)静脉滴注。每天总量可达 240～480 mg，但滴速不宜过快。抗休克的另一个选择药物为去甲肾上腺素，它可以升压并同时增加心肌输出量和肾灌注量。

(五)解除肺血管及支气管痉挛，减轻肺动脉高压

1.盐酸罂粟碱

盐酸罂粟碱可阻断迷走神经反射引起的肺血管及支气管平滑肌的痉挛，促进气体的交换，解除迷走神经对心脏的抑制，对冠状动脉、肺及脑血管均有扩张作用。用盐酸罂粟碱 30～60 mg 加入 5%葡萄糖 250 mL 静脉滴注，可隔12 小时重复使用，每天总量不超过 300 mg，是解除肺动脉高压的首选药物。

2.血管扩张剂

酚妥拉明为α-肾上腺素受体阻滞剂，直接扩张小动脉和毛细血管解除肺动脉高压，起始剂量 0.1 mg/min，维持剂量 0.1～0.3 mg/min。可将酚妥拉明 10～20 mg 加入 5%葡萄糖液 250 mL 内缓慢滴注，用静脉泵控制滴速。不良反应有低血压、心动过速，停药后消失。血管扩张剂可抑制肺动脉收缩，可降低肺动脉压力，从而降低右心室后负荷，增加右心排血量，改善通气，改善肺气体弥散交换功能，减轻心脏前负荷。常用药物除酚妥拉明外还可选用肼屈嗪、前列环素静脉滴注。最近有应用一氧化氮吸入，气管内滴入硝普钠的；用 0.9%生理盐水稀释的硝普钠液少量分次气管内滴入。血管扩张剂与非洋地黄类增强心肌收缩力的药物合用更合理更有效。笔者在临床上对肺动脉高压、肺水肿或伴休克患者多采用多巴胺和酚妥拉明联合静脉滴注，有较好的效果。血管扩张剂常见的不良反应有体循环血压下降，用药过程中应特别注意初始用药剂量，密切观察患者血压的变化。

3.氨茶碱

氨茶碱能解除血管痉挛，舒张支气管平滑肌，降低静脉压与右心负担，可兴奋心肌，增加心排血量，适用于急性肺水肿。每次 250 mg 加入 10%葡萄糖溶液 20 mL 静脉缓慢滴注。

4.阿托品

阿托品能阻断迷走神经对心脏的抑制，使心率加快，改善微循环，增加回心血量，减轻肺血管及支气管痉挛，增加氧的交换。每次 0.5～1.0 mg 静脉注射。心率减慢者可使用。

(六)处理凝血功能障碍

羊水栓塞 DIC 的发生率约 50%，往往造成严重的难以控制的出血，是羊水栓塞患者死亡的主要原因之一。凝血功能障碍表现为微血管病性溶血，低纤维蛋白原血症、凝血时间延长、出血时间延长及纤维蛋白降解产物增加。处理方面包括抗凝、肝素的应用、补充凝血因子等。

1.抗凝治疗肝素的应用

由于羊水栓塞并发 DIC 其原发病灶容易去除，是否应用肝素治疗似有争议。大多数学者认为应在羊水栓塞的早期应用肝素。羊水进入母体循环后血高凝状态一般发生在起始症状 4 分钟至 1 小时，在此段期间应该及时应用肝素，早期用肝素是抢救成功的关键。肝素具有强大的抗凝作用，它能作用于血液凝固的多个环节，抑制凝血活酶的生成，对抗已形成的凝血活酶，阻止纤维蛋白的形成，其作用是通过加速抗凝血酶Ⅲ(AT-Ⅲ)对凝血酶的中和作用，阻止凝血酶激活因子Ⅷ，影响纤维蛋白单体的聚合和加速 AT-Ⅲ中和激活的因子Ⅸ、Ⅺ和Ⅹ。阻止血小板及各种凝血因子的大量耗损，并能阻止血小板凝集和破坏，防止微血栓形成，肝素主要用于抗凝，对已形成的血栓无溶解作用，故应用宜早。在羊水栓塞病因已祛除，在 DIC 凝血因子大量消耗期，以出血为主的消耗性低凝期不宜使用肝素；或在小剂量肝素使用下补充凝血因子。使用肝素的方法：肝素剂量用 0.5～1.0 mg/kg(每 1 mg 肝素相当于 125 U)，先用肝素 25 mg 静脉推注，迅速抗凝，另 25mg 肝素稀释于 5%葡萄糖 100～250 mL，静脉滴注。亦可采用间歇静脉滴注法，肝素 50 mg 溶于 5%葡萄糖 100～150 mL，在 30～60 分钟内滴完，以后根据病情每 6～8 小时用药一次，24 小时总量不超过200 mg。在我们的临床实践中，处理过的羊水栓塞患者，多在短期由高凝期进入消耗性低凝期，且病因(妊娠)多已祛除，羊水栓塞在病因祛除后 DIC 过程可自然缓解，一般不必多次，反复使用肝素，更不必达肝素化。故很少用间歇静脉滴注法。一般以在羊水栓塞起始高凝期用肝素 50 mg，检查有凝血因子消耗，即及时补充凝血因子和新鲜冰冻血浆。新鲜冰冻血浆除血小板外，含有全部凝血因子，还含有 AT-Ⅲ成分，可加强肝素的作用，又有防止 DIC 再发的作用。在应用肝素过程中应密切监测，应做凝血时间(试管法)，监测凝血时间在 25～30 分钟为肝素适量；＜12 分钟为肝素用量不足；＞30 分钟出血症状加重考虑为肝素过量。肝素过量时应立即停用肝素，需用鱼精蛋白对抗，1 mg 鱼精蛋白可中和100 U(1 mg)普通肝素。临床上用药剂量可等于或稍多于最后一次肝素的剂量。一般用量为 25～50 mg，每次剂量不超过 50 mg。经静脉缓慢滴注，约 10 分钟滴完。

肝素有效的判断：①出血倾向改善；②纤维蛋白原比治疗前上升400 mg/L以上；③血小板比治疗前上升 50×10^9/L 以上；④FDP 比治疗前下降 1/4；⑤凝血酶原时间比治疗前缩短 5 秒以上；⑥AT-Ⅲ回升；⑦纤维蛋白肽 A 转为正常。

停用肝素的指征：①临床上病情明显好转；②凝血酶原时间缩短至接近正常，纤维蛋白原升至 1.5 g 以上，血小板逐渐回升；③凝血时间超过肝素治疗前 2 倍以上或超过 30 分钟；④出现肝素过量症状，体征及实验室检查异常。

低分子肝素(low molecular weight heparin，LMWH)有显著的抗Ⅹα和抗Ⅱα(凝血酶)作用。与普通肝素相比，因肽链较短，而保留部分凝血酶活性。抗因子Ⅹα与抗凝血酶活性之比为 3.8∶1，在拥有较强抗Ⅹα作用的同时对Ⅱα影响较小，较少引起出血的危险。主要用于血栓栓塞性疾病。近年有报道用于治疗早、中期 DIC，但羊水栓塞 DIC 发病急促，用广谱的抗凝药物普通肝素为宜。

2.凝血因子的补充

DIC 在高凝状态下，消耗了大量凝血因子和血小板，迅速转入消耗性低凝期，患者出现难以控制的出血，血液不凝，凝血因子减低，血小板减少，纤维蛋白原下降，在这种情况下必须补充凝血因子。新近的观点认为在活动性未控制的 DIC 患者，输入洗涤浓缩红细胞，浓缩血小板，AT-Ⅲ浓缩物等血液成分是安全的。临床上常用的凝血因子种类如下。

(1)新鲜冰冻血浆(FFP)：除血小板外，制品内含有全部凝血因子，其浓度与新鲜全血相似。一般 200 mL 一袋的 FFP 内含有血浆蛋白 60～80 g/L，纤维蛋白原 2～4 g/L，其他凝血因子 0.7～1.0 U/mL，及天然的抗凝血物质如 AT-Ⅲ、蛋白 C 及凝血酶。一般认为，若输注 FFP 的剂量 10～20 mL/kg 体重，则多数凝血因子水平将上升 25%～50%。由于大多数凝血因子在比较低的水平就能止血，故应用 FFP 的剂量不必太大，以免发生循环超负荷，通常 FFP 的首次剂量为 10 mL/kg，维持剂量为 5 mL/kg。

(2)浓缩血小板：当血小板计数＜50×10^9/L，应输注血小板，剂量至少1 U/10 kg体重。

(3)冷沉淀：一般以400 mL全血分离的血浆制备的冷沉淀为1袋，其容量为20～30 mL。每袋冷沉淀中含有因子Ⅷ约100 U，含约等于200 mL血浆中的von Willebrand因子(vWF)，此外，还含有250～500 mL/L的纤维蛋白及其他共同沉淀物，包含各种免疫球蛋白等。

(4)纤维蛋白原：当纤维蛋白原＜1.5 g/L可输注纤维蛋白原或冷沉淀，每天用2～4 g，使血中纤维蛋白原含量达到1 g/L为适度。

(5)AT-Ⅲ浓缩剂的应用：肝素的抗凝作用主要在于它能增强AT-Ⅲ的生物学活性。如血中AT-Ⅲ含量过低，则肝素的抗凝作用明显减弱。只有AT-Ⅲ浓度达到正常时，肝素的疗效才能发挥出来。因此，有人主张对AT-Ⅲ水平较低的患者，应首先应用AT-Ⅲ浓缩剂，然后再用肝素抗凝，往往会收到更好的疗效。在肝素治疗开始时，补充AT-Ⅲ既可以提高疗效，又可以恢复正常的凝血与抗凝血的平衡。现国内已有AT-Ⅲ浓缩剂制剂，但未普及，可用正常人血浆或全血代替。冻干制品每瓶含AT-Ⅲ 1 000 U，初剂量为50 U/kg，静脉推注，维持剂量为每小时5～10 U/kg。

(6)凝血酶原复合物(pec)：每瓶pec内约含有500 U的因子Ⅸ和略低的因子Ⅱ、Ⅶ和Ⅹ，由于该制品内含有不足量的活化的凝血因子，所以有些制品内已加入肝素和(或)抗凝血Ⅲ(AT-Ⅲ)以防止应用后发生血栓栓塞。使用pec特有的危险是发生血栓性栓塞并发症；虽然在制剂中添加少量肝素后血栓栓塞并发症大为减少。

羊水栓塞所致的DIC的处理原则是积极祛除病因，尽早使用肝素抗凝治疗。当病情需要时可输注血制品做替代治疗，但所有的血制品必须在抗凝的基础上应用。在采用血制品进行替代治疗之前，最好先测定AT-Ⅲ的含量。若AT-Ⅲ水平显著降低，表明DIC的病理过程仍在继续，此时只能输注浓缩红细胞、浓缩血小板、AT-Ⅲ浓缩剂，或输含AT-Ⅲ成分的新鲜冰冻血浆，避免应用全血、纤维蛋白原浓缩剂及冷沉淀。AT-Ⅲ含量恢复正常是DIC病理过程得到控制的有力证据，此时补充任何所需要的血液制品都是安全的。补充凝血因子应在成功抗凝治疗及DIC过程停止后仍有持续出血者(DIC过程停止的指征是观察AT-Ⅲ水平被纠正)，则凝血因子缺乏具有高度可能性，此时补充凝血因子既必要又安全。凝血因子补充的量应视病情而定，一般认为成功抗凝治疗以后，输注血小板及凝血因子的剂量，应使血小板计数＞80×10^9/L，凝血酶原时间＜20秒，纤维蛋白原

>1.5 g/L。若未达到上述标准,应继续补充凝血因子和输注血小板。

3.抗纤溶治疗

最近多数学者再次强调,抗纤溶药物如六氨基已酸、抗血纤溶芳酸、氨甲环酸等使用通常是危险的,其可以延长微血栓存在的时间,加重器官功能的损害。因此,抗纤溶治疗,绝对不能应用于 DIC 过程高凝状态在继续的患者,因为此时仍需要纤溶活性以便尽快地消除微血栓,改善脏器的血流,恢复脏器功能。抗纤溶治疗只有在原发病及激发因素治疗、抗凝治疗、补充凝血因子 3 个治疗程序已经采用,DIC 过程已基本停止,而存在纤维蛋白原溶解亢进的患者。

(七)预防感染

常规预防性使用抗生素。使用对肝肾功能损害较小的抗生素。

(八)纠正酸碱紊乱

羊水栓塞患者常有代谢性酸中毒或呼吸性酸中毒,常呈现混合性酸中毒。羊水栓塞时治疗代谢性酸中毒通过加强肺部通气,以排出 CO_2 和肾排出 H^+,使 H^+-Na^+ 交换增加,保留 Na^+ 和 HCO_3^-,以调节酸碱平衡。轻症酸中毒者,清除病因、纠正脱水后,能自行纠正,一般无需碱剂治疗,而重症者则需补充碱剂。

(九)产科处理原则

羊水栓塞发生后,原则上应先改善母体呼吸、循环功能,纠正凝血功能障碍,病情稳定后即应立刻终止妊娠,祛除病因,否则病情仍会继续恶化。产科处理几个原则如下。

(1)如在第一产程发病,经紧急处理,产妇血压、脉搏平稳后,胎儿未能立即娩出,应行剖宫产术结束分娩。

(2)如在第二产程发病,则应及时行产钳助产结束分娩。

(3)产后如大量出血,凝血功能障碍应及时输注新鲜血、新鲜冰冻血浆、补充凝血因子、浓缩纤维蛋白原抑肽酶等。若经积极处理仍未能控制出血时即行子宫切除术,可减少胎盘剥离面大血窦的出血,又可阻断残留子宫壁的羊水及有形物质进入母血液循环。子宫切除后因凝血功能障碍手术创面渗血而致的腹腔内出血,一般情况下使用凝血因子能奏效;若同时伴有腹膜后血肿、盆腔阔韧带血肿等可在使用凝血因子的同时行剖腹探查止血。亦有使用髂内动脉介入栓塞术,阻止子宫及阴道创面的出血,疗效未肯定。

(4)关于子宫收缩剂的应用,可常规的应用适量的缩宫素及前列腺素,但不可大量应用,加大宫缩剂的用量未能达到减少出血的效果,同时可能将子宫血窦中的羊水及其有形物质再次挤入母体循环而加重病情。

八、预防

羊水栓塞尚无特殊的预防方法，提出以下几点应注意的问题。

(1)做好计划生育工作。

(2)不行人工剥膜引产，人工破膜应避开宫缩，需引产或加强宫缩者，在人工破膜后 2 小时再决定是否采用催产素静脉滴注。1991 年 Beischer 认为需行引产而人工破膜等待 4～6 小时仍未引产则采用静脉滴注催产素，避免宫缩过程及胎儿宫内缺氧。

(3)掌握催产素使用指征及常规，专人看护观察，以防宫缩过强，必要时应用镇静剂及宫肌松弛药物。

(4)严格掌握剖宫产指征，宫壁切口边缘出血处用钳夹后缝合，减少羊水进入母体血液循环。

(5)中期妊娠钳刮术，先破膜后再用宫缩药。采用羊膜腔内注药引产，应选用细针穿刺，在 B 超指引下避开胎盘，争取一次成功，避免胎盘血窦破裂而发生羊水栓塞。用水囊引产者，注入量不要过多，速度不要过快，避免子宫破裂而引起羊水栓塞。对晚期妊娠活胎引产，不适宜应用米非司酮、卡孕栓及各种不规范的引产方法，因其可诱发强烈宫缩而发生羊水栓塞。米索前列醇用于孕晚期引产的适宜剂量仍未明确，宜用最低有效剂量，剂量过大易引起宫缩过强致羊水栓塞及子宫破裂。

第五章 妊娠合并内、外科疾病

第一节 妊娠合并癫痫

癫痫是多种原因导致的脑部神经元高度同步化异常放电的临床综合征。临床表现具有发作性、短暂性、重复性和刻板性的特点。由于异常放电神经元的位置不同及异常放电波及的范围差异，导致患者的发作形式不一，可表现为感觉、运动、意识、精神、行为、自主神经功能障碍或兼有之。每次发作称为痫性发作，反复多次发作则称为癫痫。

我国癫痫的患病率为0.44%，约有900万以上的癫痫患者，其中25%的癫痫患者是生育年龄的妇女。美国育龄妇女癫痫的患病率为1.1%，每年有0.3%～0.4%的儿童生自癫痫的母亲。目前癫痫的治疗及预后均有了很大的改善，患癫痫的育龄妇女仍可妊娠。有癫痫史的两性患者结婚率近年不断上升，癫痫女性患者结婚率已与正常女性结婚率相近，生育情况也与正常女性生育情况相近。但是妊娠对癫痫和抗癫痫药物(antieptic drugs，AEDs)对胎儿的影响，在具体病例中不易预测。目前妊娠合并癫痫面临三大主要临床问题：①约近半数患者在妊娠后病情加重，大发作时外伤和窒息危及母儿。②几乎全部AEDs都有可能致畸，且为了有效控制发作，常需加大药量。③妊娠期抽搐的原因很多，需正确鉴别诊断。

一、病因

(一)特发性癫痫

除了存在或者有可疑的遗传因素外，缺乏其他的病因。

(二)症状性癫痫

由各种明确的中枢神经系统结构损伤或者功能异常所致。如脑外伤、脑血管疾病、脑肿瘤、中枢神经系统感染、寄生虫、遗传代谢性疾病、皮质发育障碍、神经系统变性疾病、药物和毒物等。

(三)隐源性癫痫

尽管临床的某些特征提示为症状性的,但是目前的检查手段难以寻找到病因,占60%～70%。

(四)妊娠性癫痫

癫痫首次发作于孕期,产后即停止,可反复发作,也可单次发作。

二、发病机制

癫痫的发病机制复杂,至今知之甚少。公认的为颅内抑制性神经递质与兴奋性神经递质平衡失调所致。

三、妊娠与癫痫间的相互影响

妊娠对癫痫的影响:怀孕期间癫痫发作次数增加与AEDs的量不足有关。Yerby等检查了妊娠期卡马西平、苯妥英钠、苯巴比妥、丙戊酸钠的药代动力学,发现妊娠期所有药物的平均浓度下降,分娩时降到最低水平,产后2～4周又上升。其中苯妥英钠下降最多,到分娩时比基础值下降56%,其次为卡马西平,下降42%,丙戊酸钠下降39%。分娩时母亲-婴儿配对AEDs血浆浓度,苯巴比妥母婴一致,卡马西平母亲总浓度高。AEDs血药浓度下降的原因有早孕反应等导致药物吸收不良;妊娠期AEDs生物效力降低;妊娠时体重增加,总体液量增加;妊娠时血浆代谢清除率增加。但是AEDs总量下降与游离下降不成比例,AEDs有较高的蛋白结合率,妊娠时血浆蛋白水平下降,非结合部分比例增加,但产后又减少。

癫痫对妊娠结局的影响:致畸。癫痫妇女的胎儿发生畸形的危险比一般妇女高2～3倍。过去认为发生畸形的机制是癫痫本身由遗传缺陷造成其子孙的出生缺陷、AEDs所致。但是循证医学研究认为癫痫本身的遗传缺陷证据不足,AEDs的致畸作用与AEDs的类型无关,而与用AEDs剂量及合并用药的多少有关;几乎所有的AEDs均有潜在的致畸作用,联合用药危险性更大。令人欣慰的是经AEDs治疗的妇女娩出的新生儿中,90%以上是正常的。此外癫痫大发作可导致胎儿宫内窒息。未发现癫痫与早产、滞产、死胎有关,围生期胎儿死亡率并未增加，胎儿头围也不小于正常。因前列腺素衍生物可促使癫痫发作，流产时应不用或慎用该药来终止妊娠。

四、临床表现

（一）单纯部分性发作

单纯部分性发作（simple partial seizure，SPS）发作时无意识障碍。脑电图可以在对侧相应皮质代表区记录到局灶性异常放电，但头皮电极不一定能记录到，发作间期的脑电图也为对侧局灶发放。根据放电起源和累及的部位不同，单纯部分性发作可表现为运动性、感觉性、自主神经性和精神性发作 4 类，后两者较少单独出现，常发展为复杂部分性发作。

（二）复杂部分性发作

复杂部分性发作（complex partial seizure，CPS）发作时伴有不同程度的意识障碍（但不是意识丧失），患者对外界刺激没有反应，发作后不能或部分不能复述发作时的细节，同时有多种简单部分性发作的内容，往往有自主神经症状和精神症状发作。脑电图可记录到单侧或双侧不同步的异常放电，通常位于颞区或额区。发作间歇期可见单侧或双侧颞区或额颞区癫痫样放电。复杂部分性发作大多起源于颞叶内侧或者边缘系统，也可以起源于其他部位如额叶、嗅皮质等部位。

（三）全面强直-阵挛性发作

全面强直-阵挛性发作（generalized tonic-clonic seizure，GTCS）以突发意识丧失、全身强直和抽搐为特征，典型的发作过程可分为强直期、阵挛期和发作后期。一次发作持续时间一般不超过 5 分钟，常伴有舌咬伤、尿失禁等，并容易造成窒息等伤害。发作时脑电图表现为爆发性的双侧脑电异常。发作期脑电图变化多以全面的低波幅快波活动或者电抑制（强直期）起始，并出现波幅逐渐增高的棘慢波、棘波节律（阵挛期），后期往往因为动作伪差难以识别。发作后呈现电抑制现象。

（四）失神发作

患者表现为突然意识丧失，动作中止，凝视，呼之不应，可有眨眼，不伴或伴有轻微的运动症状，结束也突然。通常持续 5～20 秒，罕见超过 1 分钟者。发作时脑电图呈规律性长程爆发的双侧同步 3 Hz 的棘-慢波。

五、辅助检查

(一)脑电图

有助于明确诊断及分辨癫痫的类型。癫痫患者80%脑电图异常,可据此鉴别癫痫类型和进行病灶定位。但脑电图正常不能完全除外癫痫。正常人约10%可以出现脑电图节律性异常,因此分析脑电图时必须与临床相结合。

(二)影像学检查

可待分娩后做进一步的检查:超声、CT、MRI、DSA等。

(三)实验室检查

血常规、尿常规、大便查虫卵、生化、血气分析等。

六、诊断

根据典型的临床表现及异常脑电图即可诊断。详细的神经系统检查和全身体格检查及有针对性的实验室检查有助于发现可能的病因。

(一)临床表现

1.共性

所有癫痫发作都有的共同特征,即发作性、短暂性、重复性、刻板性。

2.个性

不同类型癫痫所具有的特征,是一种类型的癫痫区别于另一种类型的主要依据。

(二)脑电图上的痫性放电

典型表现是棘波、尖波、棘-慢或尖-慢波。

七、鉴别诊断

(一)子痫

多发生在妊娠28周后,有妊娠期高血压疾病病史,伴有高血压、水肿、蛋白尿、眼底改变和血液尿酸水平增高,需注意个别子痫患者在抽搐前血压无明显改变,而癫痫发作时舒张压通常不超过12.7 kPa(95 mmHg),也不伴有明显水肿及蛋白尿。

(二)低钙血症

抽搐可发生于任何孕期,以手足搐搦为主,患者多有偏食习惯,接受日照少,发作时 Chvostek 征阳性，血钙处于正常低限或以下。

（三）脑血管疾病

抽搐时伴有颅压增高的症状或神经系统定位体征，头颅磁共振、CT 扫描有特殊表现。

（四）羊水栓塞

发生于产程中，突发性呼吸困难、发绀、抽搐，继发血压下降，多伴有凝血障碍。

（五）癔症

发作时有明显的情绪因素，多有他人在场，症状多样，动作古怪，意识清楚，面色、瞳孔正常，不发生自伤、外伤，也无尿失禁，发作可持续数小时，暗示治疗有效，事后能记忆发作过程。

（六）晕厥

因全脑短暂缺血引起意识障碍。起病、恢复均较缓慢，多见于体质虚弱及神经血管功能不稳定者，发作前有头晕，眼前发黑、心慌、出汗、恶心、胸闷等症状，继之晕倒，意识丧失短暂，清醒后肢体发冷、乏力等。

八、治疗

治疗目标：无发作，抗癫痫药不良反应最小，孕母子结局好。

（一）对强直-阵挛性发作及癫痫持续状态的处理

（1）保持呼吸道通畅，维持呼吸、循环功能。防吸入，防受伤，建立静脉通道，心电监测，查血气分析、电解质、血糖、血常规等。

（2）已经在使用抗癫痫药者监测血药浓度。

（3）终止发作。

首选地西泮 10～20 mg 静脉推注（2 mg/min），再予 80～100 mg 静脉滴注维持 12 小时。

苯妥英钠 200～500 mg 静脉推注（20～40 mg/min），最大剂量为 25 mg/kg 或者 1 g。有心律不齐、低血压或肺功能损伤者慎用。

苯巴比妥 0.2 g 肌内注射，或者 100 mg/min 静脉滴注，最大剂量为20 mg/kg。

副醛 0.2 mL/kg 灌肠或用 10%水合氯醛 20 mL 灌肠。

上述治疗无效时可考虑全身麻醉。

妊娠期首次发作者，若其他检查正常，可不必用抗癫痫药，因大都不再发作；若发作 2 次以上，应使用抗癫痫药，宜小剂量开始，逐渐加量。

(4)胎儿监护：大发作时缺氧可使胎儿异常，抽搐终止后多能自然恢复正常。但若胎心持续异常、宫内复苏无效者应迅速娩出胎儿，必要时行剖宫产。

(5)保持水电解质平衡。

(6)预防脑水肿：20%甘露醇 125 mL 快速静脉滴注，地塞米松首剂 10 mg 静脉推注后，可每 4～6 小时肌内注射或静脉推注 5 mg。

(二)对妊娠的处理

(1)孕前咨询：医师告知患者癫痫及 AEDs 对妊娠及胎儿的风险，癫痫发作频繁或有精神症状的妇女不宜妊娠，避孕失败者应行人工流产，已有活孩的母亲应劝说绝育。

(2)孕期处理：轻症的癫痫孕妇在适当监护下可期待正常分娩。在分娩过程中可预防用药以避免癫痫发作，常用地西泮，静脉滴注至胎儿娩出，产后可继续用药，应逐渐减慢速度，但不宜立即减量，如有产科指征可行阴道助产术或剖宫产术。分娩后检查新生儿有无畸形，为防止出血可立即注射维生素 K，2～4 小时后检查凝血因子，若有异常再次注射维生素 K。

(3)产后建议：癫痫频繁发作者不宜哺乳，以免发作时伤及婴儿，同时防止抗癫痫药通过乳汁影响婴儿生长发育；及时调整 AEDs 治疗；给予避孕的建议。

剖宫产指征：原发性神经系统或精神缺陷，分娩时产妇不能合作；晚期妊娠时不能控制抽搐，每天有精神运动性发作，每周有强直-阵挛发作，以前有严重抽搐发作；有严重的身体或精神障碍。

急诊剖宫产：分娩时抽搐；胎儿窒息；分娩时母亲活动力缺乏。

(三)对癫痫发作间期的处理

孕前已数年未发作者，先停用抗癫痫药。

正在服用抗癫痫药的孕妇可有 90%的机会获得正常儿。但由于药物或癫痫本身的作用，孩子智力低下的机会将 2～3 倍于正常孕妇儿。

早孕期以后癫痫孕妇，因畸形可能已经存在，没有必要停药，用苯妥英钠一般不需要换用苯巴比妥。

孕期停药致癫痫发作加重者其胎儿结局不如继续用药者。

第二节 妊娠合并先天性心脏病

妊娠妇女合并先天性心脏病的发病率和绝对数都在增加。在我国发达地区，风湿性心脏疾病在年轻人逐渐减少，更多伴有复杂性先天性心脏病的婴儿和儿童在外科手术后能存活至生育年龄。据北京某医院报道，1973－2002 年，妊娠期心脏病主要为先天性心脏病和心脏瓣膜病，风湿性心脏病与先天性心脏病之比在前后 3 个 10 年组分别为 4∶1，1∶2 和 1∶2.24。大多数简单的非发绀的心脏缺损患者在妊娠期间可无特殊症状。许多来自缺乏医疗检查手段地区的妇女既往没有被疑诊为心脏的缺损，通常都在妊娠期间首次被发现。先天性心脏病修复手术后的问题往往也在妊娠期间发生。

房间隔缺损修补术后仍可以发生心律失常，非限制性的室间隔缺损修复术后，肺动脉血管病变仍然进展。大多数存活患者在妊娠过程中需考虑心血管的储备，患者生长发育速度可能超过缺损补片或人工瓣膜的范围，肺动脉高压的出现，心律失常和传导系统的缺陷。

妊娠期间的血流动力学改变可以使先天性心脏病患者的心脏情况恶化，患者的预后与心脏功能级别相关（NYHA 分级），与疾病的特点和原先的心脏外科手术相关。

最高危的情况：①肺动脉高压；②重度左室流出道梗阻；③发绀的心脏病，血栓栓塞又是高危妊娠的风险之一。

高危患者的处理：先天性心脏病的高危患者不推荐妊娠，如果发现妊娠应劝告终止，因为母亲的风险非常高，死亡率为 8%～35%。高危患者应严格限制体力活动，如果发生症状应卧床休息。如被证实存在低氧血症应给予氧疗。患者应在第 2 个孕季末住院，给予低分子肝素皮下注射，以预防血栓栓塞。发绀性的先天性心脏病患者，血氧饱和度的监测十分重要。血细胞比容和血红蛋白的水平影响血氧饱和度的指标，妊娠期间血液的稀释使低氧血症的指示不可靠。

低危患者的处理：只有轻或中度分流而没有肺动脉高压或只有轻或中度瓣膜反流，轻或中度左心室流出道梗阻的患者能较好地耐受妊娠。即使中重度的右室流出道梗阻（肺动脉狭窄），妊娠也能很好地耐受，妊娠期间很少需要介入的治疗。

大多数早期已行外科纠正手术但仍然有固定心脏缺损的患者需要使用超声

心动图做临床评估。低危的患者需在每个孕季做心脏评估的随访，胎儿先天性心脏病的评估需要使用胎儿超声心动图。

妊娠合并先天性心脏病患者的心律失常：大多数先天性心脏病患者右心房和(或)心室的压力、容积增加，使 10%～60%的患者发生心律失常，特别是室上性心律失常。妊娠期间由于生理的改变，可以影响抗心律失常药物的吸收、排泄和血浆的有效浓度。

当需要使用抗心律失常治疗时，地高辛通常是被首选的药物，但实际并不真正有效。奎尼丁、维拉帕米和 β-阻滞剂曾被长期用于母亲和胎儿室上性和室性心律失常的治疗，且无致畸影响的证据。胺碘酮是有效的抗心律失常药物，只限于其他抗心律失常药物失败时使用，并在最低的有效剂量范围内应用。所有抗心律失常药物都有心肌收缩抑制的作用。左或右心功能不全患者应谨慎使用。持续快速的心律失常可使胎儿发生低灌注，如母亲胎儿的耐受较差，可使用直流电转复为窦性心律。如心动过速发生时血流动力学的耐受性较好，可尝试使用药物治疗。

胎儿的评估：患有先天性心脏病的每一个妊娠母亲都应接受胎儿心脏评估。因为胎儿先天心脏病的发生率风险在 2%～16%。早期的胎儿心脏缺陷诊断(孕 24 周前)很重要，可以使终止妊娠成为可能，以保证优生优育的利益。确定胎儿预后的两个主要的因素是母亲的心功能级别和发绀的程度。当母亲的心功能为Ⅲ～Ⅳ级，或属高危的疾病分类，尽早分娩通常是理想的选择。发绀的妊娠患者必须做胎儿生长的监测，胎儿通常在足月妊娠前发育迟缓或停止发育，新生儿的存活率在孕 32 周后较高(95%)，后遗症的风险较低。因此如果妊娠≥32 周患者的分娩应尽快给予处理。在孕 28 周前胎儿的存活率较低(＜75%)，存活新生儿颅脑损伤的风险较高(10%～14%)，应尽可能地推迟分娩。

分娩的时间和方式：孕 28～32 周患者分娩方式的选择需慎重，必须实施个体化。

大多数患者适宜在硬膜外麻醉下自行分娩，以避免疼痛的影响。高危的患者应施行剖宫产，使血流动力学保持较稳定。常规和硬膜下麻醉心排血量增加不多(30%)，低于自行分娩的过程(50%)。然而，孕龄较短的引产常失败或时间很长。如需行心脏外科手术的患者，应在心脏外科前即先行剖宫产。分娩过程应给予血流动力学和血气的监测。

一、房间隔缺损

房间隔缺损(atrial septal defect，ASD)根据解剖病变的不同，可分为以下类型：继发孔（第二孔）未闭和原发孔（第一孔）未闭。

继发孔（第二孔）未闭的缺损位于房间隔中部的卵圆窝为中央型，又称卵圆孔缺损型，缺损位置靠近上腔静脉入口处为上腔型又称静脉窦型；缺损位置较低，下缘缺如，与下腔静脉入口无明显分界，称下腔型。继发孔未闭是ASD中最多见的类型，其中卵圆孔缺损在临床上最常见。

原发孔（第一孔）未闭又可分为单纯型、部分性房室隔缺损，完全性房室隔缺损和单心房四型。

ASD是最常见的先天性心脏缺损，而且不少患者到成年才被发现，女性发病是男性的2～3倍。部分患者在妊娠期间因肺动脉血流杂音增强并经心脏超声检查后被发现。

大多数无房性心律失常或肺动脉高压的ASD患者都能耐受妊娠。妊娠期间心排血量增加对左向右分流患者右心容量负荷的影响可由周围血管阻力的下降而得到平衡。妊娠期间，存在显著左向右分流的患者发生充血性心力衰竭的也不多。

ASD患者对急性失血的耐受性较差。如果发生急性失血，周围的血管收缩，外周静脉回到右房的血容量减少，从而使大量的血液从左房向右房转流。这种情况可以在产后出血期间发生。

逆行性栓塞是ASD罕见的合并症。大多数ASD患者通过静脉对比剂超声心动图检查可见到右向左的细小分流，但仍然以左向右分流的特殊形式进入循环。偶然，ASD患者妊娠期间会出现卒中症状。卵圆孔未闭（patency of the foramen ovale，PFO）可见于大约1/4的正常心脏。经PFO逆行的栓塞作为卒中病因的报道逐渐增多。经验性使用阿司匹林可以预防血栓形成，而且对胎儿无害。ASD的患者应长期接受静脉血栓的预防治疗。

ASD的年轻女性患者很少发生肺血管阻力升高和肺动脉压升高。据近30年的报道，ASD患者肺动脉压力＞6.7 kPa（50 mmHg）的患者仅占7％。原发性肺动脉高压年轻女性患者有时会合并继发孔缺损的ASD，这些患者在出生后肺动脉血管阻力一直保持很高，因此从不会发生左向右的分流，右心室腔也没有扩张。这些患者的体征、症状和预后与原发性的肺动脉高压患者相同。由于心房的缺损为右心室提供另一个排出通道，从而维持系统的心排血量。虽然降低了系统的血氧含量，但是，相对原发性肺动脉高压而不伴有房间隔缺损的患者，发绀和猝死的发生率较低而预后会较好。

继发孔ASD患者在牙科治疗或分娩前不需使用抗生素预防性治疗。除非合并了瓣膜性疾病。

继发孔 ASD 患者子代再发生 ASD 的风险大约为 2.5%。大多呈散发性，家族性的 ASD 患者有两个类型，两者都为常染色体的显性遗传。最常见的是继发孔 ASD 和房室传导延缓，另一种类型为 Holt-Oram 综合征，其特点是上肢发育异常和房间隔缺损。

缺损大的 ASD 在妊娠前应尽可能先行选择性的外科或介入封堵治疗。

二、室间隔缺损

室间隔缺损(ventricular septal defect，VSD)的患者中缺损小的通常能很好耐受妊娠。肺动脉血管阻力正常患者左向右分流的程度较轻。分娩期间系统血管阻力增加的情况下，左向右分流的程度会增加。缺损小的 VSD 在胸骨左缘第 3、第 4 肋间可听到响亮粗糙的全收缩期杂音，患者在妊娠前通常已被确诊。有少数缺损小的 VSD 在妊娠期间首次被发现。

未行外科纠正手术的非限制性 VSD 伴肺动脉高压、左向右分流，无发绀和症状的患者在妊娠期间偶然可被发现。患者通常一般状况良好，婴幼儿期无心功能衰竭病史或发育不良的情况。这些患者通常能较好地耐受妊娠。但如果患者在妊娠前已被确诊，应劝告患者避免妊娠。因为这些患者妊娠期间心脏事件发病和死亡的风险较高。妊娠期间肺血管的病变可加速恶化，虽然并不是不可避免，但可使患者风险增大。心力衰竭的风险性不大，因为分流通常较小，妊娠前心脏没有容量超载的情况。如果患者在分娩时急性失血，或使用血管扩张剂，可能会导致分流逆转。这种情况可通过补充血容量和限制使用血管扩张剂而避免，患者对血管收缩性的催产药物耐受性良好。

VSD 修补术后妊娠患者的风险与无心脏疾病患者之间无显著的差异性。除非患者合并持续的肺动脉高压。婴幼儿期已行修补术的大型 VSD 缺损仍可遗留肺高压的情况，特别是外科纠正手术施行的时间超过 2 周岁以后。这些患者需个体化区别对待。有些肺动脉高压情况稳定，无自觉症状的患者，可顺利妊娠。其他临床表现与原发性肺动脉高压相似。伴进展性右心功能失代偿的患者妊娠期间心血管事件发生和死亡的风险很高。如果患者的肺动脉压力大于系统血压的 3/4，患者会有妊娠的高风险。这些患者应劝告避免妊娠，估计死亡率为 30%～50%。

当肺动脉高压的孕妇拒绝终止妊娠时，患者妊娠期间心血管的处理十分重要，必须对心脏的情况密切随访，注意患者的左、右心功能情况。曾经行外科介入治疗患者的心功能容易受到损害，特别是右心功能。心功能的损害与持续的肺动脉高血压使心脏的贮备功能受到严重的损害。妊娠期间，肺动脉高压的患者应尽可能休息，并通过临床观察和超声心动图的监测评估心功能。严重肺血管疾病的患者应住院观察，并在常规麻醉下行剖宫产。产后仍然是最危险的阶段，即使患者能够耐受妊娠和顺利分娩，建议产前给予使用硝酸酯类或前列环素气雾剂，以预防产后肺血管阻力的增高。

VSD 母亲的子代发生 VSD 的情况已见报道，发病率为 4%～11%。分娩方式较复杂的 VSD 患者，应给予心内膜炎的预防措施。

三、主动脉缩窄

大多数主动脉缩窄的患者在到达孕龄的时候都已接受过外科介入的治疗。虽然主动脉缩窄的外科修复通过纠正高血压或使高血压的治疗更有效从而使妊娠有良好的预后和结局，但是主动脉缩窄的远期风险仍然存在。主动脉缩窄的妊娠结局主要依据缩窄的严重程度和合并心脏的损害情况。例如，二叶主动脉瓣和主动脉病变的情况。通常主动脉缩窄的母亲和胎儿的结局良好。重度高血压、充血性心力衰竭、主动脉撕裂、颅内动脉瘤破裂、感染性心内膜炎已见于报道。早期的报道提示由主动脉缩窄合并症导致的死亡率约为 17%，但新近的报道为小于 3%。

主动脉缩窄纠正术后的远期合并症不常见，但对已行主动脉缩窄纠正术后准备妊娠的女性患者应密切注意。全面的妊前评估：主动脉缩窄修复术的完整性、保留的或复发的梗阻情况或动脉瘤的情况，检查的范围包括修复的部位和升主动脉。另外要同时评估主动脉瓣和左心室的功能。如果主动脉缩窄或已行纠正术后的患者在妊娠过程怀疑主动脉的合并症，应选择磁共振成像检查。

未行纠正术的主动脉缩窄患者，高血压的治疗往往不满意。未经治疗的主动脉缩窄患者的静息血压如同正常人一样会轻微下降，但患者的收缩压和脉压在运动后会显著提高。降压药例如盐酸肼屈嗪、甲基多巴、Labetalol 或美托洛尔可用于降压治疗。但过于积极的降压治疗将会减少胎盘的灌注并造成胎儿发育的不良影响。因此，患者应在妊娠前先行主动脉缩窄的介入治疗。但临床上，遇到未行纠正术的主动脉缩窄妊娠患者，应该避免劳力性的运动，尽可能减少主动脉壁的压力，因为运动后血压和脉压造成的血管损害不能通过降压药物完全得到预防。

主动脉缩窄患者的主动脉壁常伴异常，易于造成主动脉撕裂。由于妊娠期间生理的、血流动力学和激素水平的改变，主动脉撕裂的风险增加。妊娠和分娩期间使用β受体阻滞剂可减少主动脉撕裂的风险。大多数主动脉缩窄的患者可采用经阴道分娩，但应注意尽量缩短第二产程，以减少动脉的压力。但如果存在可疑的产科情况或不稳定的主动脉损伤，应考虑给予剖宫产。胎儿发育通常正常，说明通过侧支循环使子宫胎盘的血流得到合理的维持。主动脉缩窄患者先兆子痫的发生率增加，但恶性高血压或视盘水肿的情况罕见。

妊娠期间主动脉缩窄的外科修复术应限于主动脉撕裂或严重的难以控制的高血压或心力衰竭的患者。经皮穿刺主动脉缩窄扩张术后主动脉扩张的机制是主动脉壁的伸展和撕裂。妊娠是主动脉撕裂的易患因素，因此对已妊娠或准备妊娠的患者，应尽量避免行缩窄部经皮血管成形术或支架植入术。

主动脉缩窄的患者在围产期应注意预防细菌性心内膜炎，二叶主动脉瓣的患者心内膜炎的风险增加，如发生心内膜炎的部位几乎都在二叶主动脉瓣而不是在缩窄部。

四、动脉导管未闭

动脉导管未闭（patent ductus arteriosus，PDA）狭窄的动脉导管通常分流量少，肺动脉压正常，妊娠期间不会产生显著的血流动力学障碍。分流量大的患者可发展为充血性心力衰竭，妊娠前应考虑先行封闭。

大多数 PDA 可产生典型的机械样连续性杂音，连续脉冲多普勒可检测到持续的血流。PDA 的患者应接受抗生素的预防性治疗。

伴肺动脉高压且未纠正的粗大动脉导管可以并发肺动脉瘤（PDA 是常见的独立诱因），并可发展为肺主动脉瘤撕裂，妊娠期间或产后可自行破裂。肺动脉血管中层可见坏死和动脉粥样硬化，两者均与严重的肺动脉高压相关。妊娠期间外周或肺动脉撕裂的发病率可见增加，可能是结缔组织转多糖酶的作用使水分摄取增加造成的后果，所以 PDA 伴肺动脉高压的患者应建议避免妊娠。

五、肺动脉口狭窄

肺动脉口狭窄轻或中度的肺动脉瓣狭窄较常见，妊娠期间患者多无症状，也无死亡或相关合并症发生的报道。有些患者虽然可以耐受重度的肺动脉狭窄，然而妊娠期间容量的超载加重了患者肥厚和僵硬右室心肌的负荷，充血性心力衰竭的情况仍可发生。极少数重度肺动脉瓣狭窄患者在妊娠期间首先出现症状。右室压力达到或超过系统压力的患者可考虑行经皮穿刺瓣膜成形术，但需最大限度地遮盖子宫，做好胎儿辐射的防护。据报道，低血压、心律失常、短阵的右束支传导阻滞等一系列的并发症可带来一定的风险。如情况允许经皮穿刺瓣膜成形术应安排在第二孕季后进行，尽可能在胎儿的组织器官发育完全后。肺动脉球体扩张瓣膜成形术是肺动脉口狭窄的治疗选择措施，目前常在儿童期进行。

漏斗部肺动脉狭窄伴或不伴限制性 VSD 或右心室双腔畸形患者能较好地耐受妊娠的不多。妊娠患者的治疗要根据心功能的级别和狭窄的程度。这些类型的梗阻不适宜行经皮穿刺介入性的治疗，妊娠期间如果症状加重，建议行外科手术修复。

肺动脉瓣狭窄或右室流出道梗阻患者在行外科治疗或复杂性分娩前应接受抗生素预防治疗。

六、法洛四联症

法洛四联症包括 VSD、肺动脉口狭窄、主动脉骑跨和右心室肥厚。具有上述典型改变者属典型四联症或狭义的四联症。轻度法洛四联症患者可存活至成年而没有持续的症状。肺动脉狭窄严重者，可增加右向左的分流并导致严重的发绀。正常妊娠期间血容量增加，静脉回流到右心房的血量也增加。伴随系统血管阻力的下降，可使右向左分流量增加，发绀加重。妊娠期间即使为轻度的发绀都可使患者的情况恶化。如果血氧饱和度＜85%，风险会很高。分娩期间是特别危险的时间，因为分娩时大量的血液丢失导致系统低血压，从而加重了右向左的分流。

妊娠期间，右心衰竭或左心衰竭的情况都可以发生，特别是当合并了主动脉反流时。妊娠期间随着房性心律失常的出现，临床的问题会进一步出现。Presbitero 等作者报道了 21 例法洛四联症或肺动脉闭锁合并主动脉反流患者 46 次妊娠的结果。共有 15 例新生儿出生后存活，占 33%。9 例早产，26 例流产和5 例死产。8 例母亲发生心血管的合并症，包括 2 例围产期细菌性心内膜炎。

法洛四联症成功外科修复术后，妊娠的结果可大大地改善。Singh 等共报道 27 例法洛四联症已行外科修复手术患者共 40 次妊娠，每次妊娠均无严重并发症的发生，流产的发生率不高于正常妊娠者。在 31 例妊娠的有效记录中，30 例为正常的婴儿，1 例为肺动脉闭锁的畸形婴儿。

来自 Mayo 临床小组关于 43 例法洛四联症女性患者共 112 次妊娠结果报道，6 例患者伴有肺动脉高压，其中 3 例为中或重度右心功能不全，13 例重度肺动脉反流并重度右室扩张。6 例患者妊娠期间至少合并如下其中一种心血管的合并症:重度右心室扩张、右心功能不全、继发于右室流出道梗阻或肺动脉高压的右心室高压。合并症包括室上性心动过速 2 例,心力衰竭 2 例,肺栓塞伴肺动脉高压 1 例,伴肺动脉反流右心室进展性扩张 1 例。另外 16 例患者共 30 次流产(27%)和 1 例死产的记录。新生儿平均出生体重为 3.2 kg。8 例未经修复的法洛四联症患者共 20 次妊娠;其中 5 例发绀患者共 12 次妊娠。未经修复的法洛四联症患者按预期都为低体重儿,其中一例有形态学改变的肺动脉畸形。在这个报道中,5 例子代(占 6%)有先天性的畸形。这些资料提示,虽然许多已行法洛四联症修复的患者都有成功的妊娠结果,然而那些伴有严重结构和血流动力学问题的患者妊娠期间心血管合并症发生的可能性更大。来自荷兰的一个研究证实了这一点:26 例已行法洛四联症修复后的患者有 50 次成功的妊娠,5 例患者(19%)发生的合并症包括伴有症状的心力衰竭、心律失常或两者均存在。两个发生症状性心力衰竭的患者伴有严重的肺动脉反流,重度的肺动脉反流是目前法洛四联症患者修复术后遗留的最常见的血流动力学后果。法洛四联症患者修复术后的这种情况容易在超声心动图检查中被忽略。因为肺动脉的反流是层流而不是湍流。

法洛四联症修复术后的患者受孕前应做好评估,做好病史采集、心脏功能和运动功能的评估,了解是否还存在其他的心脏缺损。使用荧光原位杂交法诊断 22q11 基因缺失综合征,检测阴性胎儿发生缺损的可能性很低(约 4%)。新近的报道提示,在成人中发现典型的临床特征较困难,应对有潜在风险的父母多加注意。超声心动图可以评估患者的血流动力学情况,发现是否存在任何右心室流出道的梗阻、肺动脉的反流或心功能不全,发现任何遗留的缺损,例如 VSD 或主动脉反流;另外评估左室的功能。如有需要,可行运动试验以评估运动能力。如证实无任何重要的遗传性缺损,妊娠和分娩将不会发生相应的并发症。

据报道,法洛四联症双亲子代获得先天性心脏缺损的风险为 2.5%~8.3%。一份较大型的系列报道,包括 127 例双亲(62 例女性,65 例男性)共 253 个子女,先天性心脏缺损 3 例,占 1.2%,其中一例为法洛四联症,一例为 VSD,另一例为永存动脉干。风险发生不一致的原因来自很多因素,包括遗传学查证法的偏倚、环境因素和具有先天性心脏病发病优势患者子代的追踪方法。

七、艾森曼格综合征

艾森曼格综合征包括了 VSD、PDA 或 ASD 等左向右分流型先天性心脏病伴显著肺动脉高压产生双向分流或右向左分流出现发绀的患者。许多艾森曼格综合征的女性可以存活至生育年龄，但通常在30岁后症状逐渐加重。伴肺动脉血管病变的患者在妊娠期间会有很高的风险，因为肺动脉高压会使右心排血量受到限制，使肺循环血容量减少；以及周围血管扩张可增加右向左的分流，从而加重了发绀的程度。

Gleiche等对44个艾森曼格综合征病例共有70次妊娠的资料进行分析。其中52%的死亡与其中的一次妊娠相关。母亲有特别高的死亡事件，主要与低血容量、血栓栓塞的合并症和先兆子痫有关。在全部的分娩中，34%经阴道分娩，3/4采用剖宫产，约1/14因为母亲的死亡而终止妊娠。剖宫产的数量不多，可能与这些患者都是血流动力学代偿阶段的高危患者有关。只有25.6%的妊娠为足月。54.9%的分娩为早产。围产期的死亡率为28.3%，而且与早产强烈相关。这个研究得出的结论是艾森曼格综合征女性妊娠的预后特别严重，选择性的流产与其他分娩形式比较有较大的安全性。分娩期间是特别危险的时期，即使母亲已成功分娩，由于血流动力学的恶化或肺梗死，母亲仍可在以后的数天内死亡。

一份包括多个国家伴肺动脉血管疾病妊娠患者的综述提示，73例伴艾森曼格综合征患者中，母亲的死亡率高达36%。26例死亡，其中23例于分娩后30天内死亡。死亡的原因为难治性心衰和持续的肺动脉高压（13例），猝死7例，动脉血栓性栓塞（经尸解后确诊）1例。来自巴西的一个研究中心报道的妊娠结果略为乐观。共12例患者13次妊娠，2例死于妊娠28周前，只有2例妊娠能达到第二孕季的末期。患者收治入院，卧床休息，密切监护。所有患者接受预防性肝素治疗，在常规麻醉下行剖宫产。一例患者在产后30天死亡。因此，应强烈地建议艾森曼格综合征的患者避免妊娠。

妊娠患者如没有服从医学的建议而受孕，应建议患者终止妊娠。在第一孕季内扩宫和刮宫术是终止妊娠的合理选择。

患者仍坚持继续妊娠，可依据Carole A Warnes的建议做好以下的管理措施。

（1）心脏科医师和产科医师要密切合作做好患者的随诊。

（2）卧床休息以减少心脏的负荷，应保持侧卧位避免子宫对下腔静脉的压迫，保障静脉回流。第三孕季的患者需要绝对卧床。

（3）患者如有气促应给予面罩吸氧。

（4）应密切监测雌三醇的水平和胎儿超声心动图，以评估胎儿的成熟度。

(5)如发生充血性心力衰竭,可以使用地高辛、利尿剂,注意小心使用利尿剂避免血液浓缩。肺动脉血管扩张剂的应用:据报道,经静脉使用肺动脉扩张剂例如依前列醇和吸入一氧化氮可改善母亲的预后。一氧化氮能够通过鼻道吸入使用,但更常见的是通过面罩给药或气管内插管给药。肺动脉压的下降可使一些患者能成功地经阴道或剖宫产分娩。如果使用一氧化氮,母亲在用药期间必须进行高铁血红蛋白的监测。

(6)在患者的风险极高必须住院卧床休息期间,应给予肝素预防性治疗,但目前仍未有相关对比性研究的报道,但已有常规麻醉下剖宫产分娩前使用肝素抗凝及分娩后开始使用华法林抗凝治疗的单个中心的病例报道。

(7)剖宫产的出血量大于经阴道分娩。艾森曼格综合征患者在周围循环阻力突然丢失的情况下,不能够有效地调整肺循环的灌注,因此,血液的丢失应及时补足。

(8)分娩期间应给予持续的心脏监护,建立静脉通道和用于动脉血气监测的动脉通道。中心静脉压监测导管可以迅速地确定分流量的改变和血流动力学的评估,也可通过应用指套脉搏血氧监测评估分流量的改变。

(9)近几年在常规麻醉或联合脊椎麻醉下行选择性剖宫产已成为常见的、备受偏爱的分娩方式。但麻醉管理应选择有经验的熟悉心脏病学的麻醉师。硬膜外麻醉显然是安全的,不会发生低血压,血压如有下降应马上给予去甲肾上腺素对抗,补充丢失的血容量。应用脊椎麻醉时,只能给予低剂量,并且需格外小心,因为有低血压发生的风险,禁止应用单剂量给药的脊椎麻醉方法。

(10)如果选择经阴道分娩,分娩的第二产程应尽量缩短,可给予选择性的钳产或真空吸引产辅助分娩。

(11)患者分娩后的第一天应绝对卧床和给予持续的监护,然后逐渐增加活动。使用血栓预防加压泵有助预防下肢静脉血流淤滞和血栓形成。

(12)产后患者应至少在医院观察 14 天,因为产后仍存在猝死的风险。

八、妊娠与肺动脉高压

肺动脉高压(pulmonary hypertension,PH)是一种由于肺循环的血流受阻,使得肺血管阻力持续增高,最终导致右心功能衰竭的综合征。正常的平均肺动脉压(mean pulmonary arterial pressure,mPAP)的中间值是 1.6～2.1 kPa(12～16 mmHg),但平均肺动脉压的轻微升高不会有显著的临床意义。按我国的标准,在静息情况下 mPAP＞2.7 kPa(20 mmHg)通常被认为是肺动脉高压,或者肺动脉收缩压>4.0 kPa(30 mmHg)也提示存在肺动脉高压。

(一)肺动脉高压的分类

目前,肺动脉高压的分类依然沿用2003年威尼斯WHO会议分类。依据病理学特点、临床表现、血流动力学改变以及对药物干预反应等的联合因素,这个分类系统抛弃了“原发性肺动脉高压”的提法,逐渐认识和明确了肺动脉高压可具有相同组织病理学的改变但可有不同的临床血流动力学和遗传发生学的联合因素。“特发性肺动脉高压”目前归类为不明原因的肺动脉高压。新的分类同时删除了“继发性肺动脉高压”的常用概念,根据发病机制和基础,倾向于使用更具特征性描述的命名法。

(二)肺动脉高压合并妊娠的血流动力学影响

肺动脉血管疾病的患者正常妊娠产生的血流动力学改变都可增加母亲的死亡率。妊娠期血浆容积进行性增加使已容量负荷过度的肺动脉血管疾病患者造成容量压力超负荷、右心功能受损并可突发右心衰竭。由于慢性压力超负荷,加上左室舒张功能的损伤,使左心室质量增加,室间隔向左室移位造成右心室扩大。

肺动脉血管的病理改变限制了妊娠后对血流增加的反应能力,增加右心室的负荷,减低了心排血量,从而导致系统低血压,使重要器官和胎儿的灌注压不足。当心脏存在左向右分流时,例如,发生在先天性心脏病和艾森曼格综合征的患者,妊娠减低系统血管阻力的作用、加重右向左的分流(减低Qp/Qs比值)、加重低氧血症,并加重肺动脉血管的收缩作用。与左心室不同,在正常情况下,右心室心肌冠状动脉大部分的血流灌注发生在收缩期,因为在收缩期,心内膜和大动脉之间形成一定的压力阶差,在肺动脉高压时,压力阶差缩小,冠状动脉血流灌注压不足,导致收缩功能不全,进一步减少胎儿和重要器官的血流供应。

在阵痛和分娩期间,由于失血、血管迷走神经对疼痛的反应都可以加重系统低血压和右心室心肌缺血,导致低血容量、心动过速和低血压。这些迅速发生的改变可使患者发生室性心律失常和右心室心肌梗死,而致患者发生心源性猝死。在分娩的第二产程如发生代谢性酸中毒,使肺动脉血管阻力增加。另外,妊娠继发的高凝状态可诱发肺动脉血栓栓塞或血栓形成而进一步使肺动脉压增高或发生肺动脉梗死。

肺动脉高压和妊娠情况下正常的血流动力学调节之间的相互作用,可以使患者处于不断恶化的高危状况，患者的病情可以突然恶化以至很难或不可能逆转。

（三）肺动脉高压和妊娠的临床并发症

据已发表的资料统计，大部分母亲的死亡发生在分娩后的30天内，而不是在妊娠、待产或分娩期间。母亲死亡的主要原因为肺动脉高压所致的顽固性右心衰竭和心源性休克。其他明确的死亡原因：恶性心律失常、肺动脉血栓性栓塞、脑血栓栓塞，肺动脉撕裂和破裂。较早的资料报道，艾森曼格综合征患者的死亡大多数合并血栓性栓塞或低血容量。艾森曼格综合征或特发性肺动脉高压的患者有较高的死亡率，不论是经阴道分娩（29%或20%）或手术分娩（38%或42%）。临床终点报道和系列观察报道提示常规麻醉下的选择性剖宫产与经阴道分娩比较，血流动力学能获得较好的控制，患者的预后较好。根据目前的资料，专家的共识提示终止妊娠仍然是安全的选择。肺动脉高压患者受到妊娠的干预使母亲的死亡风险提高。如终止妊娠是患者的愿望，在妊娠的早期选用宫颈扩张术和清宫术应是理想的选择，最好能在常规麻醉下进行。

艾森曼格综合征患者胎儿预后的资料不多。小规模的研究提示，超过1/2的分娩为早产，其中1/3的婴儿为宫内发育迟缓。然而在这种情况下，新生儿的生存率仍高于母亲的生存率（分别为90%和50%～70%）。

（四）处理

近十年来，肺动脉高压的治疗手段已获得显著的进展，患者的症状更稳定，活动的耐受力增强，预期寿命也获得改善。有效的治疗仍保留基础的姑息疗法。由于PH患者临床情况复杂，治疗牵涉到多学科从事肺动脉高压治疗的中心或专科，由他们给予随访，包括对病情的再评估和治疗措施的调整。治疗可受到多种因素的支配和影响：疾病和症状的严重程度、肺动脉高压的特殊类型、使用贵重药物和联合用药的能力、患者对使用血管扩张剂的快速反应。

1.药物治疗

自1996年以来已经有5种药物被美国食品和药品管理局（the US food and drug administration，FDA）批准用于肺动脉高压的患者。

（1）依前列醇是一种潜在性的内源性血管扩张剂和血小板功能抑制剂。

（2）曲前列环素是前列环素的类似物。

（3）依诺前列素（Iloprost）是第三代的前列环素类似物，可以作为气道吸入剂使用。吸入治疗可以使药物释放到通气的肺泡单位，使局部肺小动脉血管扩张、增加通气血流比值。

(4)Bosentan 是一种非选择性内皮受体拮抗剂,有阻断内皮素(ET-1)的作用。ET-1 是一种潜在的血管收缩物和平滑肌细胞的分裂素。

(5)Sildenatil 是一种磷酸二酯酶抑制剂,可以增加一氧化氮(NO)途径的扩张血管作用。NO 是一种内源性的血管扩张剂。

肺动脉高压患者使用血管扩张剂治疗的预后仍未有系统的研究报道。使用肺动脉血管扩张剂包括成功分娩的病例报道显示其预后不一,但通常母亲的死亡多发生在数天至数周内,未见与药物相关的新生儿和婴儿合并症的报道。

2.避孕

肺动脉高压合并妊娠的母亲和胎儿有较高的风险,在风险管理中,避免妊娠是很重要的。肺动脉高压的程度与妊娠风险的关系还不清楚。重度的肺动脉高压,如有右心功能不全的体征和临床症状,可能发生本病的风险越高。在这些患者中,有效的避孕是重要的。即使给予理想的治疗,肺动脉高压也难以完全逆转。因此,妊娠存在风险的观点已成共识。永久的伴侣应考虑女方行永久的绝育。另外,建议行双重保险的避孕方法,以最大限度地减少妊娠的机会。口服避孕药虽不被作为禁忌证,但相对妊娠而言可使患者增加了血栓栓塞事件的潜在风险。非选择性内皮受体拮抗剂 Bosentan 与口服避孕药相互作用,可降低避孕药的可靠性。肺动脉高压患者尽管已给予警告仍然妊娠或妊娠后才发现肺动脉高压的患者应告知妊娠的风险极高,应选择终止妊娠。选择终止妊娠的风险只有 4%～6%。

3.产前的处理

由于肺动脉高压患者妊娠后的高死亡率以及妊娠致使原有的肺动脉高压加重,肺动脉血管扩张剂应尝试在有症状的患者中使用。目前对各种有效治疗肺动脉高压的药物还缺乏设计完善的安全性试验,这些药物应由具有肺动脉高压、成人先天性心脏病、高危产科专家的治疗中心开始小心使用并细心地监测。对肺动脉高压的妊娠患者应慎重地使用抗凝治疗,因为妊娠可以诱导高凝的状态并使患者存在肺动脉血栓形成的风险。华法林可以达到抗凝的目的,在国际正常比值(INR)不高于 2.0 的情况下,对胎儿的风险比较小。使用脉搏血氧定量监测外周血氧饱和度,使用经鼻道氧疗以促进氧的输送和促进肺动脉的扩张。

4.分娩的处理

当胎儿的生长减慢或母亲的病情恶化时,提前分娩是必要的。选择性剖宫产优于经阴道自然分娩，因为可缩短产程，避免疼痛和消耗体力，从而可以保护胎儿以免发生低氧血症，保护母亲的肺循环，避免在第二产程发生酸中毒而产生不利的影响。硬膜外镇痛可在合并心脏病患者的分娩中应用，常规麻醉对合并低心排血量的患者较合适，低心排血量的患者使用血管扩张剂可以加剧血压的下降，增加右向左的分流和低氧血症。另外，许多肺动脉高压患者抗凝治疗和硬膜外麻醉可以增加脊髓血肿的风险性。在硬膜外麻醉下，患者仍然清醒和感到焦虑。麻醉药是静脉的扩张剂，可进一步减低已经不足的静脉血流，大多数硬膜外使用的麻醉药都是外周血管扩张剂，这些因素联合作用导致回心血量进一步减少而扩布在外周循环，再加上其他非正常的血液丢失可加剧血压下降或导致心搏骤停。

另一方面，常规麻醉可使患者得到休息，降低代谢的需求，维持最大的氧合作用，减少对机体的干扰以保存体力，维持已脆弱的循环储备。根据大量麻醉记录的资料，血管扩张和血容量的分布转移也能被减轻。在麻醉诱导期，引起负性收缩作用的药物应避免使用，保证足够的血容量，失血情况应迅速纠正以保证有效的右心室充盈压以维持心排血量。

分娩后，患者应留在 ICU 持续监护血压、中心静脉压、动脉血氧饱和度，限制过度活动，恢复抗凝治疗。Swan-Ganz 导管和动脉留置管通常不一定需要，因为系统血压和中心静脉压是最好的监护指标，分娩后，右心功能不全的情况可迅速缓解。

第三节　妊娠合并肺栓塞

肺栓塞(pulmonary embolism，PE)是指内源性或外源性栓子堵塞肺动脉或其所属分支而引起肺循环障碍的临床和病理生理综合征，包括肺血栓栓塞、脂肪栓塞、羊水栓塞、空气栓塞等。其中 80%是静脉血栓栓塞(venous thromboembolism，VTE)，血栓主要来源为深静脉血栓(deep vein thrombosis，DVT)，在妊娠期的发病率为 0.49‰～1.72‰。本文所述的肺栓塞特指肺血栓栓塞(pulmonary thromboembolism，PTE)，是孕产妇死亡的重要原因之一。近年来，我国孕产妇肺栓塞的发病率明显增加。

一、病因

(一)遗传性危险因素

凝血和抗凝两个系统的先天性缺陷可使静脉血栓形成增加10倍以上。遗传性血栓形成倾向是导致妇女血栓栓塞及不良妊娠结局发生增多的主要原因。其不良妊娠结局有反复流产、妊娠中晚期胎儿死亡、死产、早产、严重的胎儿发育受限(FGR)、严重的先兆子痫、胎盘早剥、胎盘梗死等。临床明显的遗传性血栓形成倾向有因子Ⅴ Leiden突变,与FGR及重度先兆子痫有关。Kraaijenhagen等研究发现,升高的血浆Ⅷ因子水平是VTE的一个重要的、普遍的、独立的和剂量依赖性的危险因素。凝血酶原G20210A突变在中国人中非常少见,并非VTE或肺栓塞的独立危险因素。蛋白C是抗凝系统的关键成分,基因缺损而影响蛋白C系统的功能为VTE常见的危险因素。近年研究发现,中国人群DVT形成患者中3种遗传缺陷(蛋白C、蛋白S、抗凝血酶缺陷)发生率的总和为26.4%～35.7%,明显高于西方人群。蛋白C和蛋白S缺乏是中国人群中重要的VTE的危险因素,而抗凝血酶缺失与VTE的发生并无显著关联。高同型半胱氨酸血症也是VTE的独立危险因素,亚甲基四氢叶酸还原酶(methylene tetra hydrofolate reductase,MTHFR)是同型半胱氨酸代谢途径中的关键酶,现已发现导致MTHFR缺陷的15种突变,而最常见的是MTHFR基因*C677T*突变。

(二)获得性危险因素

妊娠被认为是一种高凝状态,纤维蛋白原的增高,凝血因子Ⅱ、Ⅶ、Ⅷ、Ⅹ增加,纤维蛋白溶解活性降低,游离蛋白S水平降低及获得性抗蛋白C活性增强,使孕妇血液处于高凝状态,栓塞风险增加。怀孕期间血栓形成的主要原因便是高凝状态,妇女在怀孕期间和产后血栓栓塞的风险比没有怀孕时增加了4～5倍。子宫肌层、胎盘蜕膜等均含有丰富的凝血活酶,分娩时的手术创伤及产伤,均可使这些活性物质大量释放,使血凝倾向增强,血栓发生的危险性进一步升高。其次,年龄>35岁、肥胖、吸烟、多产、产后出血使用止血药及输血、妊娠高血压性疾病、围生期心肌病、过度增大的子宫(羊水过多、合并子宫肌瘤)、剖宫产(尤其是急诊剖宫产)、长期制动、心功能不全、下肢静脉曲张及慢性高血压等均为危险因素。

二、病理生理

肺栓塞引起的病理生理改变主要包括血流动力和呼吸功能两个方面。心肺功能改变的程度决定于肺动脉堵塞的范围、速度、原心肺功能的状态及肺血管内皮的纤溶活性等。轻者可无明显改变，重者可导致低氧血症、低碳酸血症、肺循环阻力增加、肺动脉高压、急性肺功能不全和猝死。

（一）血流动力改变

当血管床有50%被堵塞时，可出现肺动脉高压；栓塞前如有严重的心肺疾病，对肺栓塞的耐受差，肺动脉高压的程度更为严重；神经体液因素除可引起肺动脉收缩外，还可引起冠状动脉及其他动脉血管的收缩，以至呼吸、心搏骤停。

（二）呼吸功能的改变

当肺栓塞发生后，肺泡无效腔扩大，被栓塞区域出现通气灌注失常，无灌注的肺泡不能进行有效的气体交换；栓子释放的5-羟色胺、组胺等可引起无效腔及支气管痉挛，使气道阻力增加、通气受限，以上各种原因均可导致低氧血症的发生。目前研究表明，肺栓塞与血管内皮功能改变有关。

三、临床表现

PTE的临床表现多种多样，且缺乏特异性，从完全没有症状和体征到严重的休克表现，甚至可发生猝死，与血栓的大小、形状及堵塞肺血管床的部位与范围有关，主要取决于堵塞肺动脉的大小及肺段的多少。临床上可分为猝死型、急性肺源性心脏病型、肺梗死型和不可解释的呼吸困难型4型，其中以不可解释的呼吸困难型最常见。

（一）主要症状

1.呼吸困难

呼吸困难是PTE最重要也是最常见的临床症状，发生率可高达90%，多表现为不明原因的突然发作或原有呼吸困难突然加重，其特征为呼吸浅快，尤其是在起床活动、排便后更为明显。

2.胸痛

胸痛见于70%～88%的病例，PTE所致胸痛可分为胸膜炎性胸痛和心绞痛样胸痛。胸膜炎性胸痛的发生率为40%～70%，是PTE最常见的胸痛类型。心绞痛样胸痛的发生率为4%～12%。

3.咯血

咯血见于30%左右的病例，常已发展至肺梗死。咯血量一般不多，多于栓塞后24小时左右出现，早期为鲜红色，数天后可变为暗红色。大咯血较少见。

4.咳嗽

突发的刺激性咳嗽，见于约50%的患者。

5.惊恐或濒死感

惊恐或濒死感见于50%～60%的患者。

6.晕厥

晕厥可以是PTE的唯一首发症状，发生率为11%～20%。出现晕厥往往提示预后不良，有晕厥症状的PTE死亡率高达40%，其中部分患者可猝死。主要见于较大面积的肺栓塞患者，是由于心排血量锐减，血压急剧下降导致脑缺血所致。

7.其他

胸闷、心悸、气短及头晕亦为常见症状。

（二）主要体征

（1）呼吸加快：大多数患者有呼吸增快。呼吸频率>20次/分，是肺栓塞最常见的体征，发生率为70%。有学者提出，如呼吸频率<16次/分，可以排除肺栓塞。

（2）心率增加：超过半数患者的心率>100次/分。

（3）发绀：约20%的病例伴有发绀，肺栓塞的栓子越大，影响的肺段越多，发绀表现越明显。

（4）周围循环衰竭：血压下降或休克及组织灌注不良所致。

（5）急性肺动脉高压和右心功能不全表现：肺动脉瓣听诊区第2心音亢进，胸骨左缘第2肋间可闻及收缩期喷射性杂音，并可见明显的收缩期搏动，偶可闻及舒张期杂音，为肺动脉瓣关闭不全所致。部分患者可出现房性奔马律，颈静脉怒张、充盈。

（6）肝大、下肢水肿：约20%的患者有这些体征，提示右心衰竭的发生。

（7）超过半数的患者患侧肺部可闻及湿啰音，约5%患者可闻及哮鸣音，有时还可闻及胸膜摩擦音及心包摩擦音。

四、诊断

临床怀疑VTE而确诊的孕妇不到10%，其原因为DVT及肺栓塞的临床症状及体征如小腿肿胀、心悸、呼吸急促、呼吸困难在正常孕妇也存在，因此对高危患者应尽早进行实验室检查。

(一)D-二聚体检测

临床上将D-二聚体检测作为PTE筛查指标，其含量＜500 μg/L可基本排除急性PTE和DVT。妊娠妇女D-二聚体较正常高，产后可达正常的1～10倍。Chan等研究显示，在孕早、中期D-二聚体检测结果阴性有高度特异性，其阴性预测率达100%；阳性预测率敏感性为100%，特异性为60%。然而，D-二聚体检测结果阴性并不能完全排除VTE，血气分析异常提示诊断有意义。心电图的改变为非特异性，有研究显示约1/3急性PTE患者心电图表现正常，典型表现为SⅠ、QⅢ、TⅢ波形。PTE由于其非特异性的临床表现伴心电图的T波深倒置或ST-T改变以及心肌酶的升高，容易被误诊为急性非Q波性心肌梗死。

(二)超声检查

压迫超声是一种非侵入性检查方法，对有症状的普通人群诊断近端DVT的敏感性为97%，特异性为94%。由于属无创检查，因此是妊娠妇女诊断VTE的常用方法。超声心动图和下肢深静脉超声检查是唯一能在床旁提供PTE直接证据的诊断方法，经食管超声心动图直接显示较大肺动脉栓塞的敏感性及特异性分别可达80%和100%。彩色多普勒超声心动图表现正常，不能确定或排除诊断PTE。因75%～90%的血栓来自盆部与下肢的DVT，目前比较一致的观点是当怀疑PTE时应常规进行盆腔与下肢静脉彩色多普勒超声检查。

(三)诊断性影像学检查

疑肺栓塞而超声检查正常，需加做诊断性影像学检查。胸部X线检查的目的是除外其他原因引起的呼吸困难和胸痛，并指导进一步的诊断性检查。核素肺通气/灌注扫描(V/Q)是PTE重要的诊断方法，如结果正常可以除外PTE，但灌注缺损为非特异性表现，只有1/3是PTE。CT肺动脉造影(CPTA)有助于发现心内血栓和评估PTE严重程度。MRI对有症状的急性DVT诊断的敏感性和特异性可达90%～100%，尤其对诊断盆腔和上肢DVT方面有优势，但对腓静脉血栓其敏感性不如静脉造影。MRI无射线照射对胎儿无伤害，对诊断髂静脉血栓具有高度的敏感性及特异性。MRI平扫仅可显示肺动脉主干及肺段动脉的血栓，且受呼吸和心脏搏动影响图像伪影较多，对于大多数PTE患者难以达到满意的显示效果，目前缺乏其对胎儿影响的报道。

(四)肺动脉造影

肺动脉造影是PTE诊断的金标准，但因为是有创检查，且考虑到对孕妇及胎儿的影响，在妊娠合并肺栓塞中的应用有限。

五、鉴别诊断

由于PTE的临床表现缺乏特异性，易与其他疾病相混淆，以致临床上漏诊与误诊率较高。应与下列疾病相鉴别：①冠状动脉粥样硬化性心脏病（冠心病）；②肺炎；③原发性肺动脉高压；④主动脉夹层；⑤其他原因所致的胸膜炎及胸腔积液；⑥其他原因所致的晕厥；⑦其他原因所致的休克。

六、治疗

（一）对症治疗

包括绝对卧床休息、高浓度面罩给氧或气管插管给氧、放置中心静脉导管、镇痛、抗休克、舒张支气管、纠正心功能衰竭等。呼吸、心跳停止者应立即进行心肺复苏。

（二）特殊治疗

1.抗凝治疗

对血栓栓塞性疾病的高危患者，应予低分子肝素预防性抗凝。对已发生明显临床症状、高度怀疑PE者，应立即开始治疗性抗凝。

（1）肝素：一旦诊断明确，应立即开始肝素治疗。肝素不通过胎盘，故为孕期首选。对高度怀疑PE者，在放射诊断报道未出来以前，即应根据经验注入首剂肝素，迟疑可能导致严重后果。①首次剂量5 000 U或80 U/kg静脉注射，继以18 U/(kg·h)静脉滴注，维持浓度40 U/min。肝素使用最初24小时内每4～6小时行部分凝血活酶（APTT）检查，根据APTT调整用量，使APTT达到并维持于正常值的1.5～2.5倍。情况稳定者持续用药7～10天，总剂量每天36 000～42 000 U。②间歇静脉注射法，以肝素5 000 U每4小时或7 500 U每6小时静脉注射1次，每天总量是30 000 U。③间歇皮下注射法，肝素静脉用药停止后，每4小时5 000 U或每8小时10 000 U，或每12小时20 000 U皮下注射1次，保持APTT延长至正常值的1.5～2.5倍。

（2）低分子肝素：一种新型抗凝药物，在治疗及预防血栓形成中已逐渐取代肝素，它既可避免一些肝素引起的并发症，如出血、血小板减少、骨质疏松等，又不影响出凝血时间。开始剂量1 mg/kg，每12小时1次，分娩时减量至40 mg，每12小时1次，产后立即恢复产前剂量。关于分娩期抗凝，一般认为，宫缩发动时即停用肝素，也有研究认为，产程中持续使用低剂量肝素，每8～12小时皮下注射

2 500～5 000 U 并不增加产后出血的发生率。但抗凝治疗是否增加剖宫产出血很少见报道。产后 4～6 小时内重新开始抗凝治疗，剂量同产前，至少持续治疗 5 天。

(3)华法林：因其能通过胎盘，孕期服用可导致胚胎异常，胎儿、新生儿出血及畸形，故一般用于产后。华法林在停用肝素的第 1～3 天即可开始，每天口服 5～10 mg。但在口服的前 5～7 天仍应加用肝素，视凝血活酶时间逐渐减量，将其控制为正常的 1.5～2.5 倍。对于急性静脉血栓栓塞的孕妇，在整个孕期都应皮下注射低分子肝素或普通肝素，在产后应继续服用抗凝血剂至少 6 周(至少 6 个月的抗凝治疗)。对复发性 PE 或高危因素长期存在的患者，抗凝治疗的时间应延长，达 12 个月或以上，甚至终生抗凝。

(4)抗血小板药物：低剂量的阿司匹林在妊娠中晚期使用是安全的，虽然怀孕前 3 个月服用阿司匹林的安全性不确定，但也没有明确证据证明会引起胎儿损害。所以，如果阿司匹林的使用指征明确，且没有任何令人满意的替代剂，对于孕早期的妇女，可考虑继续使用。

2.溶栓治疗

因溶栓治疗可能造成早产、胎盘早剥、胎儿死亡，因此尽管有孕妇成功的溶栓治疗报道，但未考虑对胎儿的影响，所以溶栓治疗仅在威胁孕妇生命时使用。

(1)链激酶：25 万～50 万单位加生理盐水 100 mL 静脉注射 20～30 分钟，继以 10 万单位/小时静脉滴注 24 小时，使凝血酶原时间达正常的 2 倍。

(2)尿激酶：首次 4 400 U/kg 加入生理盐水或葡萄糖液 5～10 mL，静脉注射 10 分钟，然后再用 2 200 U/(kg・h)静脉滴注 12 小时。以上给药前 0.5 小时先肌内注射异丙嗪 25 mg，静脉滴注地塞米松 2.5～5.0 mg，以预防不良反应(出血、寒战、发热等)。治疗结束后可继续静脉滴注右旋糖酐-40，以防血栓再形成。

(3)重组组织纤维蛋白溶酶原激活剂：优点是选择性地作用于已形成的血栓，溶解其纤维蛋白，不引起全身性纤维蛋白原溶解。一般以 50～100 mg 静脉滴注 2 小时，并同时加用肝素。

(4)其他：紧急情况下可经皮肺动脉导管碎栓联合局部组织纤维蛋白溶酶原激活剂灌注，并加用低分子肝素。或者剖宫产后通过心肺分流行肺动脉栓子摘除术，见于美国的个案报道。对经抗凝和溶栓治疗后病情无明显缓解的孕妇应建议终止妊娠。

七、预防

PTE 是目前威胁妊娠期妇女健康及生命安全的重要疾病，临床症状隐蔽，目前缺乏可靠的早期诊断方法。产科医师应熟悉该病的病因及诊断方法，才能做到早期诊断、早期治疗，从而防止严重后遗症的发生。考虑到静脉血栓栓塞在肺栓塞中所占的比例高达 80%，对于除妊娠和剖宫产外至少存在一个血栓形成危险因素的剖宫产妇女，建议药物预防（低分子肝素或普通肝素）或机械预防（逐段加压袜或间歇性充气加压），而对于拥有多个额外的血栓栓塞危险因素的剖宫产妇女，建议药物预防和机械预防同时进行，对于在分娩之后仍然存在血栓形成重要危险因素的妇女，建议延长预防至出院（分娩后 4～6 周）。

第四节 妊娠合并急性胰腺炎

急性胰腺炎是指多种病因引起的胰酶被激活，以胰腺局部炎症反应为主要特征，伴或不伴有其他器官功能改变的疾病。妊娠期急性胰腺炎是妊娠期母婴死亡率较高的疾病之一，可发生在妊娠的任何时期，该病具有发病急、并发症多、病死率高的特点，严重威胁孕妇及胎儿的生命，早期诊断及正确处理是减低母儿死亡率的关键。

一、病因

急性胰腺炎的发生与胆系疾病和高脂血症等多因素密切相关。有报道胆源性胰腺炎占 50%以上，其中以胆石症最常见，胆石阻塞胆道或引起胆总管 Oddi 括约肌梗阻，致胆汁和十二指肠液逆流至胰管，激活胰酶而继发急性胰腺炎。妊娠期尤其是妊娠晚期血甘油三酯升高，胎盘催乳素有显著的脂肪分解作用，使游离脂肪酸升高，这既可引起胰腺细胞的急性脂肪浸润，又可造成胰腺小动脉和微循环的急性脂肪栓塞，诱发妊娠期急性胰腺炎；另外，孕期腹腔压力增加，压迫十二指肠，胰液引流不畅也可使胰管压力增加；孕期不适当的高蛋白、高脂肪饮食，肝、胆、胰负荷明显增加，胰管内压也会相应升高，因此妊娠是急性胰腺炎的诱发因素，同时还可使急性胰腺炎的病情加重。

二、临床表现

（1）中上腹部或左上腹部疼痛，伴恶心、呕吐是急性胰腺炎的三大主要症状，疼痛多呈急性发作、持续性，疼痛向背部放射，呕吐后疼痛症状不减轻，严重者可因肠麻痹而持续性呕吐，严重的患者可有发热、休克、黄疸、消化道出血等症状，可伴发呼吸、泌尿、循环等多系统并发症。

(2)体格检查表现为中上腹压痛、反跳痛、肌紧张,腹部膨隆、胀气、听诊肠鸣音减弱或消失;严重时当胰液外溢累及腹膜、肠系膜可发生急性局限性或弥漫性腹膜炎的表现,出现腹膜刺激征、腹水。

三、妊娠期急性胰腺炎的特点

(一)重症胰腺炎的比例高、并发症多、孕产妇死亡率高

(1)妊娠期高水平的孕激素抑制肠道和胆道平滑肌的收缩,致使肠道菌群移位和肠源性内毒素吸收增加,加重多脏器功能紊乱。

(2)孕妇的高脂血症引起的急性胰腺炎起病急、全身病理反应重、对母胎危害大。

(3)妊娠期各器官负荷重,对损伤的耐受能力降低,而妊娠期急性胰腺炎不只是胰腺的局部炎症,更易并发呼吸衰竭及心功能衰竭等多器官功能衰竭,故增加了孕产妇围产期的死亡率。

(4)妊娠期急性胰腺炎孕妇的肝血流量可骤减40%以上,氧化磷酸化等能量代谢发生障碍,三磷酸腺苷产生减少,凝血因子的合成也下降,使患者产时子宫收缩乏力,产后出血的发生率增加,进一步增加孕产妇死亡率。

(二)围生儿丢失率高

妊娠期急性胰腺炎可致孕妇严重脱水,血液处于高凝状态,胎盘血管内膜炎症,使血细胞易集聚形成微血栓塞,影响母儿气血交换;而且急性胰腺炎易引发低血容量性休克,胎盘的血液灌流进一步下降;重型胰腺炎可导致血清中间代谢产物堆积,产生酮症酸中毒。因此,妊娠期急性胰腺炎的流产、死胎、胎儿宫内窘迫、死产以及新生儿窒息的发生率明显增高。

(三)误诊率和漏诊率高

妊娠期增大的子宫使急性胰腺炎的腹痛可以很轻微甚至不典型,有时以频繁恶心、呕吐为主要症状,易与妊娠期胃肠道反应相混淆;胰腺炎的炎性渗出液激惹子宫导致子宫收缩,特别是在临产阶段,急性胰腺炎的撕裂性上腹部胀痛常被误诊为子宫收缩痛;而炎性渗出物刺激腹膜出现腹肌紧张,板样强直,易误诊为胎盘早剥。另外,妊娠期高血脂会影响血清淀粉酶和其他生化指标的检测,也容易造成误诊和漏诊。所以妊娠期急性胰腺炎的误诊率和漏诊率均较高。

四、临床诊断

(一)病史

常有胆道疾病的既往史,在发生恶心、呕吐、腹痛等症状前可有进食油腻食物的病史。

(二)临床表现

出现中上腹部疼痛,伴恶心、呕吐;体格检查发现中上腹压痛、反跳痛、肌紧张应考虑有急性胰腺炎的可能。

(三)辅助检查

(1)血清淀粉酶和脂肪酶:对于急性胰腺炎的诊断有重要的临床意义,血清淀粉酶一般于发病后 2～12 小时升高,24 小时达高峰,48～72 小时后开始下降,持续 3～5 天。由于正常妊娠可伴有生理性的血淀粉酶升高,因此需动态监测血淀粉酶、脂肪酶的变化。血胰淀粉酶和脂肪酶升高者提示急性胰腺炎,但血胰淀粉酶正常并不能排除急性胰腺炎。血清淀粉酶活性高低与病情不呈相关性,当胰腺已严重坏死时,有时血淀粉酶可正常或低于正常,此时可行腹腔穿刺,如穿刺液为血性,其淀粉酶含量超过 1 500 U,可确诊为出血坏死型胰腺炎。

(2)血脂、血糖、酮体的监测:从胰腺渗出的脂肪酶可促使脂肪分解使游离脂肪酸增高,引发继发性糖尿病,使血糖升高,脂肪分解促使大量酮体堆积,引发酮症酸中毒。值得警惕的是,血甘油三酯的显著增高,可使血清混浊,从而影响淀粉酶和其他生化指标的检测值,造成漏诊。

(3)动态监测血常规、谷丙转氨酶、乳酸脱氢酶、血钙、尿素氮、动脉氧分压以及剩余碱等对于协助急性胰腺炎的诊断以及了解疾病的严重程度有重要的意义。

(4)C 反应蛋白:在发病 72 小时后 CRP＞150 mg/L,提示胰腺组织坏死。

(5)影像学检查:B 超检查可初步发现胰腺的组织形态学变化,同时可帮助排除胆道系统疾病。CT 扫描已成为急性胰腺炎诊断的标准影像学方法,根据炎症的严重程度分级为 A～E 级,有助于临床判断疾病的严重程度,但由于 CT 放射线对胎儿可能的危害问题,在妊娠期应用需谨慎。目前研究表明,妊娠期磁共振检查对于胎儿是安全的,因此,应用磁共振协助急性胰腺炎的诊断值得探索。胰腺炎 X 线腹部平片检查呈现结肠截断征象,即由于胰液外溢到大网膜内压迫结肠,在结肠脾区或降结肠上段的结肠影像突然消失,严重者可出现肠麻痹。

(四)鉴别诊断

妊娠期急性上腹部疼痛应与十二指肠溃疡穿孔、脾破裂、肾周围脓肿、急性阑尾炎、破裂型异位妊娠相鉴别;急性胰腺炎常合并恶心、呕吐,应与妊娠剧吐鉴别;另外还应与子痫前期、胎盘早剥等鉴别;对于发生器官功能异常的重症急性胰腺炎患者,还应与呼吸系统、循环系统、泌尿系统疾病相鉴别。

五、重症急性胰腺炎的诊断

重症急性胰腺炎是指急性胰腺炎伴有脏器功能障碍,或出现坏死、脓肿或假性囊肿等局部并发症。出现多脏器功能衰竭的急性胰腺炎患者病死率较高,及早对重型做出评估并适时正确治疗对于改善预后尤为重要。评估重症急性胰腺炎的临床指标:白细胞计数$>16\times10^9$/L,血糖$>$11.1 mmol/L,血清乳酸脱氢酶超过正常2倍,血清转氨酶超过正常6倍。达到或超过以上3项标准者,可诊断为重症急性胰腺炎。另外动态观察以下指标也可有助于诊断:发病48小时血细胞比容下降$>$10%,血钙$<$1.75 mmol/L,血尿素氮上升$>$1.88 mmol/L;动脉氧分压$<$8.0 kPa(60 mmHg),碱剩余$>$4 mmol/L,估计体液丢失$>$6 000 mL;上述标准达到3项或3项以上者也可诊断为重症急性胰腺炎。

六、临床处理

(一)治疗原则

妊娠合并急性胰腺炎主要采取保守治疗,根据不同的发病孕周、病因、病情等,处理原则不同。

1.妊娠早期

一般首选保守处理,待妊娠中期再考虑给予手术治疗。

2.妊娠中期

此期自发性流产和早产的可能性较低,胎儿器官发育也已经基本稳定,而且增大的子宫尚未进入上腹腔,对手术视野的影响小,因此妊娠中期是进行手术治疗的最佳时期。

3.妊娠晚期

主张尽量保守治疗,手术宜争取安排在分娩后进行,但若腹痛加剧,血清淀粉酶持续上升也可行开腹手术。腹部手术时最好不同时进行剖宫产,如有胎儿宫内窘迫等产科指征或增大的子宫影响手术操作时,可选择腹膜外剖宫产取出胎儿,然后再行外科手术处理。

(二)非手术治疗

适用于急性胰腺炎初期、轻型尚无感染者。目标是纠正水、电解质紊乱，支持治疗，防止局部及全身并发症的发生。

1.禁食、胃肠减压、镇痛

可减少胃酸进入十二指肠所导致的胰酶分泌，并可减轻肠胀气及肠麻痹；疼痛剧烈时可注射盐酸哌替啶，但不推荐应用吗啡，以免引起 Oddi 括约肌痉挛。发病早期酌情对症给予胆碱能受体拮抗剂，如阿托品、山莨菪碱等，但应警惕可诱发或加重肠麻痹。

2.维持水、电解质酸碱平衡及内环境的稳定，防治休克

在全身急性反应期，主要是维护血流动力学稳定，维持水电解质平衡以保护机体微循环的稳定，保证胰腺血流灌注以及重要器官进行监护；有休克时应给予血浆、清蛋白、新鲜血及血浆代用品等纠正休克，根据中心静脉压与治疗反应来调整输液速度及补液量；密切监测血糖，有高血糖者给予胰岛素等治疗。同时动态监测血尿淀粉酶、血钙、尿素氮、电解质及凝血功能等；并发呼吸衰竭、脏器功能损害者，应早期采用机械通气治疗，改善缺氧。

3.抗生素应用

研究表明，胰腺炎患者死亡的原因中，80%的是由于胰周感染引起的。因此，控制感染在妊娠合并重症胰腺炎的治疗中具有重要地位。积极有效的抗感染治疗能降低病死率；β 内酰胺类抗生素（包括青霉素和头孢菌素）为首选抗生素；也可结合细菌培养药敏结果选用敏感抗生素治疗。

4.抑酶类药物

如抑酶素、质子泵抑制剂（如奥美拉唑）、H_2受体阻滞剂等，能抑制胃酸分泌、保护胃肠黏膜、抑制胰腺分泌并减少胰液量，药物虽能通过胎盘但病情危重时仍可在知情同意原则下权衡利弊使用，药物对胎儿的安全性还有待进一步追踪观察。

5.营养支持

发病早期依靠完全肠外营养，静脉补充液体、电解质和热量，后期可进行空肠营养治疗。

6.中药治疗

可应用丹参等改善体内微循环。有报道，中药在改善病死率、住院时间及手术率等方面有一定疗效。

(三)手术治疗

1.手术适应证

研究表明胰腺炎在急性期手术并不能阻止急性胰腺炎早期病情发展，手术以及疾病本身的双重打击，反而易引发全身炎症反应综合征和多器官功能障碍，增加术后并发症和病死率，因此手术宜在患者症状好转后延期施行；但是如果疾病发展出现以下征兆时应选择手术治疗：①合并有其他急腹症如胃肠穿孔、化脓梗阻性胆管炎等。②胰周脓肿或感染性积液。③积极治疗 48～72 小时病情恶化，影像学提示胰周浸润范围扩大。④有观点认为胆源性胰腺炎伴壶腹部嵌顿结石，合并胆道梗阻感染者应尽早手术解除梗阻。⑤诊断不确定、继发性胰腺感染、虽经合理保守治疗而临床症状继续恶化者。

2.手术方式

可选择腹腔镜或开腹手术，主要的手术方式：①对胰腺本身的手术包括胰腺包膜切开术、胰床引流术、胰腺坏死组织病灶清除术、胰腺切除术。②与胰腺炎相关的胆道疾病的手术有胆囊切除、胆总管探查引流术等。③对于腹腔渗液较多的患者应行引流治疗，对于这部分患者可选择超声引导下穿刺置管引流。

(四)内镜治疗

1.内镜下解除梗阻治疗

近年来，内镜技术的迅速提高，使手术更加趋于微创、快捷，显著降低了手术本身对组织的损伤，弥补了急性胰腺炎进行开腹手术易加重对机体的损伤引发全身炎症反应综合征和多器官功能障碍的缺陷。因此，有观点认为，胆源性胰腺炎应首选内镜下 Oddi 括约肌切开术，或放置胆管引流，目的是解除胆胰开口的梗阻，降低胆胰管内压力。研究表明，重症胰腺炎在 72 小时内行内镜治疗者，其并发症和死亡率均显著低于保守治疗者。但是，内镜治疗必须在早期实施，一旦胰腺组织发生坏死，病变将难以逆转。合并胆囊结石的患者，可先行内镜下胆管引流术，每天一次抗生素冲洗胆道，待病情稳定 48 小时后可行腹腔镜胆囊切除术。合并胆管结石的患者，可先行胆胰管造影，以明确胆总管结石的位置、大小、数目，再根据具体情况行内镜下乳头括约肌切开及取石术，但应注意尽量避免造影的 X 射线对胎儿的影响；早期内镜下治疗，可大大减少严重并发症的发生，降低轻症胰腺炎发展为重症急性胰腺炎的概率，降低死亡率。

2.内镜下营养治疗

空肠内营养不增加胰液的分泌，因此，重症急性胰腺炎患者可在内镜治疗的同时放置空肠营养管，待患者通气后进行空肠内营养，可解决母胎营养供应问题，促进疾病的康复，改善围生儿的生存状况。

(五)高脂血症性急性胰腺炎的治疗

妊娠并发高脂血症性急性重症胰腺炎的临床救治难度远大于非妊娠期，孕期高水平的甘油三酯加重对胰腺是损害因素，因此尽快降低高血脂对改善预后非常重要，目前主要的处理措施如下。

(1)严格控制脂类摄入，应用降脂药物。

(2)血液滤过治疗：高容量血液滤过可通过吸附脂质而快速、安全地降低血甘油三酯、乳糜微粒，改善症状和体征。血液滤过的时间越早(发病 48 小时内)，则效果越好。早期血液滤过能提高总体治愈率，降低总体病死率、手术率和并发症的发生率，反复或间歇进行血液滤过能改善预后并且无明显不良反应。

(六)产科处理

围生儿抢救成功率是判断妊娠期急性胰腺炎救治效果的重要指标，而对妊娠的正确处理也直接影响急性胰腺炎的预后，因此，除常规对胰腺及母体系统进行处理，还应对胎儿进行相应的处理。

1.终止妊娠

对于妊娠期急性胰腺炎患者是否需要终止妊娠以及终止妊娠的时机一直存在争议。临床上应考虑胎儿孕周、胎儿宫内状况以及胰腺炎的严重程度等因素，进行综合评估。

(1)终止妊娠的利弊：及时终止妊娠可降低疾病对胎儿的影响，如重症胰腺炎由于低血容量、低氧血症、酸中毒或细菌毒素可致胎儿死亡；患者处于高分解代谢状态，难以提供足够的热量以保证胎儿生长和母体代谢需要等；另外，终止妊娠后子宫缩小，有利于手术时清除胰腺坏死组织及术后引流灌洗；但目前研究表明，手术治疗并不能终止急性胰腺炎的病程进展，而且多数妊娠晚期重症胰腺炎可以用非手术方法治愈，待病情基本控制后再终止妊娠；有观点认为终止妊娠后胰腺炎的症状可以得到缓解，但也有观点认为，分娩后患者的状况反而更糟。对于多数患者来说，急性胰腺炎并不是实施治疗性流产、引产等终止妊娠手术的指征。

(2)终止妊娠的指征：当重型胰腺炎，病情凶险出现腹腔、腹膜后大量积液和肠腔大量积气致腹内高压时，剖宫取胎不失为一种有效的减压措施，产后子宫缩小，便于外科行腹腔探查、冲洗和腹腔引流治疗；当患者出现胎儿窘迫等产科指征，或估计胎儿娩出后有生存能力者，应及时行剖宫产抢救胎儿；当患者出现明显流产或早产征兆或已发生死胎或已经临产者。

(3)终止妊娠的方式：如孕妇已临产者可考虑自然分娩；对于胎儿已死亡者可行引产分娩；已发生胎儿窘迫，且评估胎儿出生后有生存能力者应及时剖宫产抢救胎儿；行剖宫产手术时，为防止手术感染最好选择腹膜外剖宫产术。

2.保守治疗过程的产科处理

(1)预防流产及早产：由于炎症刺激宫缩，急性胰腺炎的流产及早产率可超过 50%，临床上可应用宫缩抑制剂进行保胎治疗，对于难免早产患者应用糖皮质激素促胎肺成熟，提高早产儿的存活率，应用维生素 K_1 预防早产儿颅内出血。

(2)密切监护胎儿宫内情况：急性胰腺炎继发细菌感染时，细菌毒素大量产生、孕妇低氧血症等均可致胎儿宫内缺氧甚至死亡，故诊治期间应密切监护胎儿宫内情况。

(3)胎儿生长受限的诊断和预防：急性胰腺炎在治疗期间需要较长时间的禁食和胃肠减压，治愈后仍需低脂饮食，因此，难以满足正常胎儿生长发育所需能量；另外，胰腺炎可导致血管的痉挛，使胎盘血液循环障碍等均可对胎儿的正常发育造成影响，发生胎儿生长受限。因此，需要早期进行全胃肠外静脉营养，并在病情许可时及时进行空肠内营养，为母儿提供基本热卡，减少对胎儿的不良影响。

(4)胎儿畸形的排查：在妊娠早期发病的患者，由于疾病、药物以及各种影像学检查等多方面因素的影响，可能导致胎儿发育异常发生先天畸形，应在随后的孕期加强胎儿畸形的排查，尽早发现相应胎儿异常并及早进行处理。

第五节　妊娠合并急性阑尾炎

妊娠合并急性阑尾炎是较常见的妊娠期外科并发症，可发生于妊娠各期。孕期特殊的解剖和生理变化，使妊娠合并急性阑尾炎的症状和体征不典型，增加了诊断的难度，易导致漏诊和误诊，直接影响母儿的安全。

一、病因

阑尾是一个管腔狭小、细长、远端封闭的退化器官，正常情况下，阑尾腔的内容物来自盲肠，阑尾壁的正常蠕动可将内容物排出，防止肠内容物的积聚和肠源性感染；当排空能力降低或管腔梗阻时可诱发阑尾发生炎症，一般认为粪石梗阻、虫体阻塞、胃肠功能紊乱以及淋巴组织增生等与阑尾炎的发生密切相关。妊娠期高水平孕激素的作用，胃肠蠕动功能减弱，使胃肠排空速率降低，也可能与妊娠期阑尾炎的发生有关。

二、临床表现

(1)右下腹部疼痛和局部压痛是最明显的症状和体征，妊娠早期急性阑尾炎的症状和体征与非孕期相似，可有典型的转移性右下腹痛及右下腹压痛、反跳痛和肌紧张等表现。妊娠中、晚期因增大的子宫使阑尾位置上移，急性阑尾炎时压痛点升高甚至可达右肋下肝区。

(2)发热、恶心、呕吐、白细胞总数增高等，由于厌食、恶心、呕吐等常见于正常妊娠，因此症状易被忽视。

(3)阑尾穿孔的临床表现：全腹痛、伴腹肌紧张，检查全腹均有压痛和反跳痛，腹水征可阳性。严重时可伴寒战、发热和中毒性休克表现。

三、妊娠期急性阑尾炎的特点

(一)妊娠期阑尾压痛点上移

由于妊娠子宫的逐渐增大，阑尾的位置逐渐向上向外侧移位，阑尾炎时压痛点亦随妊娠月份的增加而上升，在妊娠中晚期可上升至髂嵴水平或以上，妊娠足月时甚至可达胆囊区，产后 10 天阑尾恢复至接近非孕时位置。

(二)孕期腹部压痛、反跳痛、腹肌紧张不明显

妊娠中晚期由于增大的子宫撑起腹壁腹膜，而阑尾又处于腹腔深处、被增大的妊娠子宫所掩盖，使局部腹膜炎体征不典型。同时由于孕期腹壁变薄，腹肌松弛，前腹壁无肌紧张，而腰部有时可有明显触痛。

(三)孕期感染扩散迅速

妊娠期增大的子宫将大网膜向上推，使其不易包围感染灶，炎症难以局限；而且孕期盆腹腔充血，使炎症容易迅速蔓延，孕期发生弥漫性腹膜炎及阑尾穿孔的概率明显增加。

四、临床诊断

(一)临床表现

孕妇出现右下腹或右上中腹疼痛和局部压痛，应考虑急性阑尾炎的可能；在

妊娠中晚期合并急性阑尾炎时，其临床症状和体征多不典型，使急性阑尾炎的诊断比较困难，极易误诊漏诊，应结合辅助检查协助诊断。

(二)辅助检查

1.血常规

妊娠期白细胞呈生理性增加，因此，白细胞计数的增加对诊断阑尾炎意义不大，但分类计数中性粒细胞超过0.80，有核左移现象是有临床意义的。

2.影像学检查

(1)超声检查：一种简便、安全的检查方法。彩超在阑尾炎尤其是阑尾炎穿孔并腹腔积脓的诊断价值逐渐引起重视，急性阑尾炎的超声表现为阑尾呈低回声管状结构，僵硬而压之不变形，不受压时阑尾直径>6 mm，肌壁厚度≥2 mm，在阑尾区域出现复杂包块，阑尾粪石是阑尾炎的重要诊断依据。但未发现病灶并不能排除阑尾炎。

(2)螺旋CT：文献报道螺旋CT对诊断急性阑尾炎有较高的特异性和准确性，但由于CT的X线对胎儿可能会造成一定的影响，故临床上应用CT检查诊断孕期急性阑尾炎值得商酌。

3.腹腔镜检查

对于疑似病例，腹腔镜有较好的诊断价值，可帮助临床医师准确了解腹腔内病变情况，降低阑尾穿孔等风险；在腹腔镜下诊断为急性阑尾炎后，能同时实施阑尾切除术，使诊断与治疗同步进行，目前腹腔镜已逐渐成为临床主要的诊断和治疗手段之一。

五、临床处理

(一)治疗原则

一旦确诊，应立即手术治疗，强调及时手术的重要性。研究表明，对于妊娠期急性阑尾炎，延误手术时机将直接影响阑尾炎的母儿预后，延误超过24小时者，阑尾穿孔及弥漫性腹膜炎发生率明显增高，导致手术难度加大、手术时间延长，相应的流产、早产以及围生儿死亡率将显著增加，严重威胁母婴健康。一般来说发病24小时内手术者，阑尾穿孔率极低。因此，对于高度可疑的急性阑尾炎患者应放宽手术探查指征，避免病情迅速发展。

(二)疑似病例的临床处理

对于症状轻、体征不明显、体温正常、B超检查未发现异常的疑似患者，可考虑严密监护下积极抗感染保守治疗，一旦病情有加重趋势即行剖腹探查。

1.积极抗感染

静脉应用抗生素，通常选择第二代头孢菌素或第三代青霉素。

2.辅助检查进一步明确诊断

动态观察血常规结果中白细胞及中性粒细胞的变化，检测C反应蛋白，进一步彩色多普勒超声检查；有学者建议，当彩超检查能做出诊断时，即可决定手术治疗，对于彩超未发现异常者，可在征得患者及家属同意后选择CT检查，以提高诊断的准确率，减少不必要的手术。

3.手术探查

对高度可疑的急性阑尾炎孕妇，为避免病情迅速发展，导致阑尾穿孔和弥漫性腹膜炎的发生，可选择剖腹探查或腹腔镜检查术。但是由于全身麻醉及腹腔充盈CO_2对胎儿的可能影响尚存在争议，临床上应在充分告知利弊的情况下，按知情同意原则选择探查方式。

（三）确诊病例的临床处理

积极抗感染，尽快手术治疗。

1.积极抗感染

静脉应用大剂量广谱抗生素，可根据细菌培养的药敏结果选择对胎儿比较安全的FDA B类药物。

2.开腹手术

(1)切口位置：妊娠早期取麦氏切口，妊娠中晚期切口应选择在压痛明显部位，通常应选取高于麦氏点的右侧腹直肌旁切口。

(2)手术时体位：手术时孕妇体位稍向左侧倾斜，将孕妇右侧臀部提高30～45°，使增大的子宫向左移，有利于暴露手术视野，手术操作轻柔，用湿纱布垫巾保护子宫，减少术中过多刺激子宫而引起流产、早产。如有阑尾穿孔，应尽量吸净脓液，腹腔用温生理盐水反复清洗吸尽。注意应将术中取出的脓液送细菌培养并作药敏试验，指导术后抗生素的应用。术后放置引流应注意，不要放置硬质引流管，以免刺激子宫。

(3)术后管理：术后卧床休息，维持水、电解质平衡及营养物质的补充；加强抗感染，术后3～4天内静脉给予足量抗生素抗感染；保胎治疗，孕早期术后常规应用孕激素安胎治疗，孕中晚期术后常规应用$β_2$受体兴奋剂或硫酸镁抑制宫缩。密切监测生命体征及感染征象（如体温、白细胞计数、C反应蛋白、局部体征）；密切监测胎儿宫内情况及胎心胎动变化。

(4)术后拆线：妊娠中晚期患者腹壁张力较大，因此拆线时间应推迟 1～2 天，必要时先行间断拆线。

3.腹腔镜手术

随着腹腔镜手术技术的不断发展，妊娠已不再是腹腔镜手术的禁忌证，腹腔镜正逐渐广泛地应用于产科。近年研究表明，腹腔镜下阑尾切除术可用于妊娠各个时期，尤其是妊娠早、中期；在胎儿丢失率、新生儿出生时 Apgar 评分、出生体重及早产率方面，腹腔镜与开腹手术组间未见显著性差异，而且腹腔镜手术的术中并发症发生率较低，但也有报道称腹腔镜手术的胎儿丢失率比开腹手术者高。

(四)产科处理

强调外科与产科医师共同研究决策，以保证孕妇及胎儿安全。

1.妊娠早期

由于此时期阑尾切除术导致流产的可能性较低，而保守治疗发生阑尾穿孔和复发危险性较高，因此发生在孕早期的急性阑尾炎主张尽早手术治疗，术后行保胎处理。

2.妊娠中期

该时期子宫相对不敏感，流产率低，是手术的最好时机，一旦诊断为急性阑尾炎应及时手术切除病灶。

3.妊娠晚期

因明显增大的子宫使临床症状不典型，即使已经发生阑尾穿孔继发性腹膜炎，腹部症状和体征也可能很轻，因此，对可疑患者应及时手术探查，以免造成严重后果。对于胎龄在 34 周以上、胎儿基本成熟者，也可选择先行剖宫产术，同时再行阑尾切除术，以避免阑尾切除术后短时间内再次手术的可能性。如能选择腹膜外剖宫产术可减少感染对胎儿的影响。

4.临产期

对单纯性阑尾炎可采用非手术治疗，至分娩后根据病情决定处理方法，如症状未缓解或有复发可择期手术；对确诊为化脓、坏疽型阑尾炎或阑尾穿孔者，应及时行剖宫产术娩出胎儿，同时行阑尾切除术，并行腹腔冲洗、引流。

(五)妊娠合并急性阑尾炎预后

妊娠期急性阑尾炎的预后与早期诊断、及时手术治疗密切相关，发病时的妊娠月份越晚，临床表现则越不典型，延误治疗的可能性越大，因此预后也越差，发病至治疗的时间超过 48 小时者，预后较差；另外，体温超过 38 ℃、白细胞计数超过 16×10^9/L 与围生儿预后不良有关。

第六节　妊娠期糖尿病

一、妊娠对糖尿病的影响

妊娠后，母体糖代谢的主要变化是葡萄糖需要量增加、胰岛素抵抗和分泌相对不足。妊娠期糖代谢的复杂变化使无糖尿病者发生妊娠期糖尿病(gestational diabetes mellitus，GDM)、原有糖尿病的患者病情加重。

(一)葡萄糖需要量增加

胎儿能量的主要来源是通过胎盘从母体获取葡萄糖；妊娠时母体发生适应性改变，如雌、孕激素增加母体对葡萄糖的利用，肾血流量及肾小球滤过率增加，而肾小管对糖的再吸收率不能相应增加，都可使孕妇空腹血糖比非孕时偏低。在妊娠早期，由于妊娠反应、进食减少，严重者甚至导致饥饿性酮症酸中毒或低血糖昏迷等。

(二)胰岛素抵抗和分泌相对不足

胎盘合成的胎盘催乳素、雌激素、孕激素、肿瘤坏死因子、瘦素等以及母体肾上腺皮质激素都具有拮抗胰岛素的功能，使孕妇体内组织对胰岛素的敏感性下降。妊娠期胰腺功能亢进，特别表现为胰腺 β 细胞功能亢进，增加胰岛素分泌，维持体内糖代谢。这种作用随孕期进展而增加。产后随胎盘排出体外，胎盘所分泌的抗胰岛素物质迅速消失，孕期胰岛素抵抗状态逐渐恢复。

二、糖尿病对妊娠的影响

取决于血糖升高出现的时间、血糖控制情况、糖尿病的严重程度及有无并发症。

(一)对孕妇的影响

(1)孕早期自然流产发生率增加，达 15%～30%，多见于血糖未及时控制的患者。高血糖可使胚胎发育异常甚至死亡，所以糖尿病妇女宜在血糖控制正常后再怀孕。

(2)易并发妊娠期高血压疾病,为正常妇女的3～5倍。糖尿病可导致血管广泛病变,使小血管内皮细胞增厚及管腔变窄,组织供血不足。尤其糖尿病并发肾脏病变时,妊娠期高血压病的发生率高达50%以上。糖尿病一旦并发妊娠期高血压,病情复杂,临床较难控制,对母儿不利。

(3)糖尿病患者抵抗力下降,易合并感染,以外阴阴道假丝酵母菌病及泌尿系统感染最常见。

(4)羊水过多的发生率较非糖尿病孕妇多10倍。其发生与胎儿畸形无关,原因不明,可能与胎儿高血糖、高渗性利尿致胎尿排出增多有关。

(5)因巨大胎儿发生率明显增高,难产、产道损伤、手术产的概率高。产程长易发生产后出血。

(6)易发生糖尿病酮症酸中毒。由于妊娠期复杂的代谢变化,加之高血糖及胰岛素相对或绝对不足,代谢紊乱进一步发展到脂肪分解加速,血清酮体急剧升高。在孕早期血糖下降,胰岛素未及时减量也可引起饥饿性酮症。酮酸堆积导致代谢性酸中毒。糖尿病酮症酸中毒对母儿危害较大,是糖尿病孕产妇死亡的主要原因,酮症酸中毒发生在孕早期还有致畸作用,发生在妊娠中晚期易导致胎儿窘迫及胎死宫内。

(二)对胎儿的影响

(1)巨大胎儿发生率高达25%～40%。由于孕妇血糖高,通过胎盘转运,而胰岛素不能通过胎盘,使胎儿长期处于高血糖状态,刺激胎儿胰岛B细胞增生,产生大量胰岛素,活化氨基酸转移系统,促进蛋白、脂肪合成和抑制脂解作用,促进胎儿生长。

(2)胎儿宫内生长受限发生率为21%,见于严重糖尿病伴有血管病变时,如肾脏、视网膜血管病变。

(3)早产发生率为10%～25%。早产的原因有羊水过多、妊娠期高血压疾病、胎儿窘迫以及其他严重并发症,常需提前终止妊娠。

(4)胎儿畸形率为6%～8%,高于非糖尿病孕妇。主要原因是孕妇代谢紊乱,尤其是高血糖与胎儿畸形有关。其他因素有酮症、低血糖、缺氧及糖尿病治疗药物等。

(三)对新生儿的影响

1.新生儿呼吸窘迫综合征发生率增加

孕妇高血糖持续经胎盘到达胎儿体内,刺激胎儿胰岛素分泌增加,形成高胰岛素血症。后者具有拮抗糖皮质激素促进肺泡Ⅱ型细胞表面活性物质合成及释放的作用，使胎儿肺表面活性物质产生及分泌减少，胎儿肺成熟延迟。

2.新生儿低血糖

新生儿脱离母体高血糖环境后，高胰岛素血症仍存在，若不及时补充糖，易发生低血糖，严重时危及新生儿生命。

3.低钙血症和低镁血症

正常新生儿血钙为 2.0～2.5 mmol/L，生后 72 小时血钙＜1.75 mmol/L 为低钙血症。出生后 24～72 小时血钙水平最低。糖尿病母亲的新生儿低钙血症的发生率为 10％～15％。一部分新生儿还同时合并低镁血症（正常新生儿血镁为 0.6～0.8 mmol/L，生后 72 小时血镁＜0.48 mmol/L 为低镁血症）。

4.其他

高胆红素血症、红细胞增多症等的发生率均较正常妊娠的新生儿高。

三、诊断

孕前糖尿病已经确诊或有典型的糖尿病“三多一少”症状的孕妇，于孕期较易确诊。但 GDM 孕妇常无明显症状，有时空腹血糖可能正常，容易漏诊、延误治疗。

（一）GDM 的诊断

（1）推荐医疗机构对所有尚未被诊断为孕前糖尿病合并妊娠（pregestational diabetes mellitus，PGDM）或 GDM 的孕妇，在妊娠24～28 周以及 28 周后首次就诊时行 OGTT。

（2）根据 2011 年美国糖尿病协会（American Diabetes Association，ADA）的 GDM 诊断指南，妊娠 24～28 周直接进行 75 g OGTT，不需要先进行 50 g 葡萄糖筛查试验（glucose challenge test，GCT）。判断标准：空腹血糖 5.1 mmol/L，餐后1 小时为 10.0 mmol/L，餐后 2 小时为8.5 mmol/L。三项中任何一项升高诊断为 GDM。

75 g OGTT 方法：OGTT 前禁食至少 8 小时，试验前连续 3 天正常饮食，即每天进食碳水化合物不少于 150 g，检查期间静坐、禁烟。检查时，5 分钟内口服含 75 g 葡萄糖的液体 300 mL，分别抽取孕妇服糖前及服糖后 1 小时、2 小时的静脉血（从开始饮用葡萄糖水计算时间），放入含有氟化钠的试管中，采用葡萄糖氧化酶法测定血糖水平。

（3）孕妇具有 GDM 高危因素或者医疗资源缺乏地区，建议妊娠 24～28 周首先检查空腹血糖（fasting plasma glucose，FPG）。FPG＞5.1 mmol/L，可以直接诊断 GDM，不必行 OGTT；FPG＜4.4 mmol/L（80 mg/dL），发生 GDM 可能

性极小，可以暂时不行 OGTT；FPG＞4.4 mmol/L 且＜5.1 mmol/L 时，应尽早行 OGTT。

(4)孕妇具有 GDM 高危因素，首次 OGTT 结果正常，必要时可在妊娠晚期重复 OGTT。

(5)妊娠早、中期随孕周增加 FPG 水平逐渐下降，尤以妊娠早期下降明显，因而，妊娠早期 FPG 水平不能作为 GDM 的诊断依据。

(二)PGDM 的诊断

具有糖尿病高危因素者，需在确诊妊娠后的第一次孕期保健时进行孕前糖尿病的筛查。高危因素：肥胖(尤其是重度肥胖)；一级亲属患 2 型糖尿病；GDM 史或大于胎龄儿分娩史；多囊卵巢综合征(PCOS)；妊娠早期反复空腹尿糖阳性。

符合下列条件之一者诊断为妊娠合并糖尿病。

(1)FPG≥7.0 mmol/L。

(2)OGTT 2 小时血糖≥11.1 mmol/L。

(3)伴有典型的高血糖或高血糖危象症状，同时随机血糖≥11.1 mmol/L。

(4)糖化血红蛋白(glycohemoglobin，HbAlc)≥6.5%，但不推荐妊娠期常规用 HbAlc 进行糖尿病筛查。

四、FPG 的分期

目前，国内外学者比较认同的是修正的 White 分级法，影响母婴安全的主要因素是糖尿病的发病年龄及血管并发症，有助于估计病情的严重程度及预后。

A 级：妊娠期出现或发现的糖尿病。

A1 级：经饮食控制，FPG＜5.8 mmol/L，餐后 2 小时血糖＜6.7 mmol/L。

A2 级：经饮食控制，FPG≥5.8 mmol/L，餐后 2 小时血糖≥6.7 mmol/L。

B 级：显性糖尿病，20 岁以后发病，病程＜10 年。

C 级：发病年龄在 10～19 岁，或病程达 10～19 年。

D 级：10 岁以前发病，或病程≥20 年，或合并单纯性视网膜病。

F 级：糖尿病性肾病。

R 级：眼底有增生性视网膜病变或玻璃体积血。

H 级：冠状动脉粥样硬化性心脏病。

T 级：有肾移植史。

五、处理

维持血糖正常范围，减少母儿并发症，降低围生儿死亡率。

(一)妊娠期处理

1.血糖监测方法

(1)自我血糖监测(self-monitored blood glucose,SMBG):采用微量血糖仪自行测定毛细血管全血血糖水平。新诊断的高血糖孕妇、血糖控制不良或不稳定者以及妊娠期应用胰岛素治疗者,应每天监测血糖 7 次,包括三餐前 30 分钟、三餐后 2 小时和夜间血糖;血糖控制稳定者,每周应至少行血糖轮廓试验 1 次,根据血糖监测结果及时调整胰岛素用量;不需要胰岛素治疗的 GDM 孕妇,在随诊时建议每周至少监测 1 次全天血糖,包括末梢空腹血糖及三餐后 2 小时末梢血糖共 4 次。

(2)连续动态血糖监测(continuous glucose monitoring system,CGMS):可用于血糖控制不理想的 PGDM 或血糖明显异常而需要加用胰岛素的 GDM 孕妇。大多数 GDM 孕妇并不需要 CGMS,不主张将 CGMS 作为临床常规监测糖尿病孕妇血糖的手段。

2.妊娠期血糖控制目标

(1)GDM 患者:妊娠期血糖应控制在餐前及餐后 2 小时血糖值分别≤5.3 mmol/L、6.7 mmol/L,特殊情况下可测餐后 1 小时血糖≤7.8 mmol/L;夜间血糖不低于 3.3 mmol/L;妊娠期 Hb Alc 宜<5.5%。

(2)PGDM 患者:妊娠早期血糖控制勿过于严格,以防低血糖发生;妊娠期餐前、夜间血糖及 FPG 宜控制在 3.3～5.6 mmol/L,餐后峰值血糖 5.6～7.1 mmol/L,HbAlc<6.0%。

3.孕妇监护

除注意一般情况外,一些辅助检查有利于孕妇安危的判断,如血压、尿蛋白及尿酮体测定,眼底检查,肾功能、糖化血红蛋白、感染指标等测定。

4.胎儿监护

孕早、中期采用 B 型超声或血清甲胎蛋白测定了解胎儿是否畸形。孕 32 周起可采用无应激试验(NST)(2 次/周)、脐动脉血流测定及胎动计数等判断胎儿宫内安危。

5.治疗

(1)饮食治疗。75%～80%的 GDM 患者仅需要控制饮食量与种类即能维持血糖在正常范围。应根据不同妊娠前体质量和妊娠期的体质量增长速度而定,见表 5-1。热量分配:碳水化合物占 50%～60%,蛋白质 15%～20%,脂肪 25%～30%;早餐摄入 10%～15%的热量,午餐和晚餐各 30%,每次加餐(共 3 次)可各占 5%～10%。

表 5-1 基于妊娠前体质指数推荐的孕妇每天能量摄入量及妊娠期体重增长标准

妊娠前体质指数（kg/m²）	能量系数（kcal/kg 理想体重）	平均能量（kcal/d）	妊娠期体重增长值（kg）	妊娠中晚期每周体重增长值（kg）	
				均数	范围
＜18.5	35～40	2 000～2 300	12.5～18.0	0.51	0.44～0.58
18.5～24.9	30～35	1 800～2 100	11.5～16.0	0.42	0.35～0.50
＞25.0	25～30	1 500～1 800	7.0～11.5	0.28	0.23～0.33

注：* 平均能量（kcal/d）＝能量系数（kcal/kg）×理想体重（kg）；1 kcal≈4.2 kJ；对于我国常见身高的孕妇（150～175 cm），可以参考：理想体重（kg）＝身高（cm）－105。身材过矮或过高孕妇需要根据患者的状况调整膳食能量推荐。妊娠中、晚期在上述基础上平均依次再增加约 840 kJ/d；妊娠早期平均体重增加：0.5～2.0 kg；多胎妊娠者，应在单胎基础上每天适当增加 840 kJ 能量摄入。

（2）运动疗法：运动疗法可以降低妊娠期胰岛素抵抗，每餐 30 分钟后进行一次低至中等强度的有氧运动对母儿无不良影响，可自 10 分钟开始，逐步延长至 30 分钟。适宜的频率为 3～4 次/周。进食 30 分钟后再运动，每次运动时间控制在 30～40 分钟，运动后休息 30 分钟。血糖水平＜3.3 mmol/L 或＞13.9 mmol/L 者停止运动。运动时应随身携带饼干或糖果，有低血糖征兆时可及时食用。避免清晨空腹未注射胰岛素之前进行运动。

（3）药物治疗：糖尿病孕妇经一般饮食调整 3～5 天后，在孕妇不感到饥饿的情况下，测定孕妇 24 小时的血糖及相应的尿酮体。如果空腹或餐前血糖≥5.3 mmol/L 或者餐后 2 小时血糖≥6.7 mmol/L 应及时加用胰岛素治疗。若调整饮食后出现饥饿性酮症，增加热量摄入后血糖又超过妊娠期标准者，首先推荐应用胰岛素控制血糖。

孕期胰岛素使用特点：①孕早期由于早孕反应，可产生低血糖，胰岛素有时需减量。随孕周增加，体内抗胰岛素物质产生增加，胰岛素用量应不断增加，可比非孕期增加 50％～100％甚至更高。胰岛素用量高峰时间在孕 32～34 周，一部分患者孕晚期胰岛素用量减少。②产程中孕妇血糖波动很大，由于体力消耗大，进食少，易发生低血糖；同时由于疼痛及精神紧张可导致血糖过高，从而引起胎儿耗氧增加、宫内窘迫及出生后低血糖等。因此产程中停用所有皮下注射胰岛素，每 1～2 小时监测一次血糖，依据血糖水平维持小剂量胰岛素静脉滴注。③产褥期随着胎盘排出，体内抗胰岛素物质急骤减少，胰岛素所需量明显下降。胰岛素用量应减少至产前的 1/3～1/2，并根据产后空腹血糖调整用量。多在产后 1～2 周胰岛素用量逐渐恢复至孕前水平。

胰岛素治疗方案：最符合生理要求的胰岛素治疗方案为基础胰岛素联合餐

前超短效或短效胰岛素。基础胰岛素的替代作用可持续 12～24 小时，而餐前胰岛素起效快，持续时间短，有利于控制餐后血糖。应根据血糖监测结果，选择个体化的胰岛素治疗方案。

基础胰岛素治疗：选择中效胰岛素睡前皮下注射，适用于空腹血糖高的孕妇；睡前注射中效胰岛素后空腹血糖已经达标但晚餐前血糖控制不佳者，可选择早餐前和睡前 2 次注射，或者睡前注射长效胰岛素。

餐前超短效或短效胰岛素治疗：餐后血糖升高的孕妇，进餐时或餐前 30 分钟注射超短效或短效人胰岛素。

胰岛素联合治疗：中效胰岛素和超短效或短效胰岛素联合，是目前应用最普遍的一种方法，即三餐前注射短效胰岛素，睡前注射中效胰岛素。由于妊娠期餐后血糖升高显著，一般不推荐常规应用预混胰岛素。

妊娠期胰岛素应用的注意事项：①胰岛素初始使用应从小剂量开始，0.3～0.8 U/(kg·d)。每天计划应用的胰岛素总量应分配到三餐前使用，分配原则是早餐前最多，中餐前最少，晚餐前用量居中。每次调整后观察 2～3 天判断疗效，每次以增减 2～4 U 或不超过胰岛素每天用量的 20%为宜，直至达到血糖控制目标。②胰岛素治疗期间清晨或空腹高血糖的处理，夜间胰岛素作用不足、黎明现象和 Somogyi 现象均可导致高血糖的发生。前两种情况必须在睡前增加中效胰岛素用量，而出现 Somogyi 现象时应减少睡前中效胰岛素的用量。

目前，口服降糖药物二甲双胍和格列本脲在 GDM 孕妇中应用的安全性和有效性不断被证实，但我国尚缺乏相关研究，且这两种口服降糖药均未纳入我国妊娠期治疗糖尿病的注册适应证。

(二)产时处理

产时处理包括分娩时机选择及分娩方式的决定。

1.分娩时机

(1)无需胰岛素治疗而血糖控制达标的 GDM 孕妇，如无母儿并发症，在严密监测下可待预产期，到预产期仍未临产者，可引产终止妊娠。

(2)PGDM 及胰岛素治疗的 GDM 孕妇，如血糖控制良好且无母儿并发症，在严密监测下，妊娠 39 周后可终止妊娠；血糖控制不满意或出现母儿并发症，应及时收入院观察，根据病情决定终止妊娠时机。

(3)糖尿病伴发微血管病变或既往有不良产史者，需严密监护，终止妊娠时机应个体化。

2.分娩方式

妊娠合并糖尿病本身不是剖宫产指征。决定阴道分娩者，应制订分娩计划，产程中密切监测孕妇的血糖、宫缩、胎心率变化，避免产程过长。择期剖宫产的手术指征为糖尿病伴严重微血管病变，或其他产科指征。妊娠期血糖控制不好、胎儿偏大(尤其估计胎儿体重＞4 250 g者)或既往有死胎、死产史者，应适当放宽剖宫产指征。连续硬膜外麻醉和局部浸润麻醉对糖代谢影响小。乙醚麻醉可加重高血糖，应慎用。

3.产时胰岛素使用方法

阴道分娩时，产程中应密切监测宫缩、胎心变化，避免产程延长。每1～2小时监测1次血糖，根据血糖值维持小剂量胰岛素静脉滴注。产程中血糖不低于5.6 mmol/L以防发生低血糖。应用胰岛素控制血糖者计划分娩时，引产前1天睡前正常使用中效胰岛素；引产当日停用早餐前胰岛素，并给予0.9%氯化钠注射液静脉内滴注；正式临产或血糖水平＜3.9 mmol/L时，将静脉滴注的0.9%氯化钠注射液改为5%葡萄糖/乳酸林格液，并以100～150 mL/h的速度滴注，以维持血糖水平在5.6 mmol/L；如血糖水平＞5.6 mmol/L，则采用5%葡萄糖液加短效胰岛素，按1～4 U/h的速度静脉滴注。也可参考表5-2。

表5-2 产程或手术中小剂量胰岛素的应用标准

血糖水平(mmol/L)	胰岛素用量(U/h)	静脉输液种类*	配伍原则(液体量＋胰岛素用量)
＜5.6	0	5%葡萄糖/乳酸林格液	不加胰岛
≥5.6～＜7.8	1.0	5%葡萄糖/乳酸林格液	500 mL＋4 U
≥7.8～＜10.0	1.5	0.9%氯化钠注射液	500 mL＋6 U
≥10.0～＜12.2	2.0	0.9%氯化钠注射液	500 mL＋8 U
≥12.2	2.5	0.9%氯化钠注射液	500 mL＋10 U

注：* 静脉输液速度为125 mL/h。

(三)新生儿处理

新生儿均按高危儿处理，出生后30分钟内行外周血糖监测，并严密监测血糖变化可及时发现低血糖。注意保温、吸氧，提早喂糖水，早开奶。新生儿娩出后30分钟开始定时滴服25%葡萄糖液。注意防止低血糖、低血钙、高胆红素血症及新生儿呼吸窘迫综合征发生。

(四)产后处理

(1)妊娠期应用胰岛素的产妇剖宫产术后禁食或未能恢复正常饮食期间，予静脉输液，胰岛素与葡萄糖比例为 1：(4～6)，同时监测血糖水平及尿酮体，根据监测结果决定是否应用并调整胰岛素用量。

(2)妊娠期应用胰岛素者，一旦恢复正常饮食，应及时行血糖监测，血糖水平显著异常者，应用胰岛素皮下注射，根据血糖水平调整剂量，所需胰岛素的剂量一般较妊娠期明显减少。

(3)妊娠期无需胰岛素治疗的 GDM 产妇，产后可恢复正常饮食，但应避免高糖及高脂饮食。

(五)糖尿病合并酮症酸中毒的处理

1.临床表现及诊断

恶心、呕吐、乏力、口渴、多饮、多尿，少数伴有腹痛；皮肤黏膜干燥、眼球下陷、呼气有酮臭味，病情严重者出现意识障碍或昏迷；实验室检查显示高血糖>13.9 mmol/L、尿酮体阳性、血 pH<7.35、二氧化碳结合力<13.8 mmol/L、血酮体>5 mmol/L、电解质紊乱。

2.发病诱因

妊娠期间漏诊、未及时诊断或治疗的糖尿病；胰岛素治疗不规范；饮食控制不合理；产程中和手术前后应激状态；合并感染；使用糖皮质激素等。

3.治疗原则

给予胰岛素降低血糖、纠正代谢和电解质紊乱、改善循环、去除诱因。

4.治疗方案

(1)血糖>16.6 mmol/L，先予胰岛素 0.2～0.4 U/kg 一次性静脉注射，继而小剂量胰岛素 0.1 U/(kg·h)或 4～6 U/h 加入 0.9%氯化钠注射液中持续静脉滴注，并从使用胰岛素开始每小时监测 1 次血糖，根据血糖下降情况进行调整，要求平均每小时血糖下降 3.9～5.6 mmol/L 或超过静脉滴注前血糖水平的 30%。达不到此标准者，可能存在胰岛素抵抗，应将胰岛素用量加倍。

(2)血糖≤13.9 mmol/L，开始用 5%葡萄糖盐水加入胰岛素，直至血糖降至 11.1 mmol/L 以下、尿酮体转阴后可改为皮下注射。

(3)注意事项：补液原则先快后慢、先盐后糖；注意出入量平衡。开始静脉胰岛素治疗且患者有尿后要及时补钾，避免出现严重低血钾。当 pH<7.1、二氧化碳结合力<10 mmol/L、HCO_3^-<10 mmol/L 时可补碱，一般用 5% $NaHCO_3$ 100 mL+注射用水 400 mL，以 200 mL/h 的速度静脉滴注，至 pH>7.2 或二氧化碳结合力>15 mmol/L 时停止补碱。

第七节　妊娠合并血小板减少性疾病

妊娠期血小板减少是由多种因素引起的一种围生期比较常见的疾病，发生率约占妊娠总数的3.7%，常由多种内科合并症以及妊娠并发症所引起。患者由于血小板计数减少或功能不良导致出血，并且对一般止血药物效果不理想，尤其在患者分娩、手术或麻醉过程中容易发生严重出血而危及母婴生命。

一、病因

(一)妊娠性血小板减少症

妊娠性血小板减少症也称妊娠相关性血小板减少或良性妊娠期血小板减少，占妊娠期血小板减少的75%左右，可能与妊娠期血容量增加、胎盘的收集及利用增多有关，而不是血小板破坏增加所致。其特点是妊娠前无血小板减少史，临床上无任何症状及体征，通常在常规产前检查时发现。血小板计数下降，但不会低于$70\times10^{9}/L$，一般不引起孕妇严重的出血倾向，也不会引起胎儿、新生儿血小板减少或出血，分娩后很快恢复正常。

(二)妊娠期高血压疾病

妊娠期高血压疾病的基本病理变化为全身小血管痉挛，血管痉挛后致血管内皮细胞受损，前列环素(PGI_2)合成相对减少，而血栓素(TXA_2)合成相对增加，PGI_2/TXA_2比值下降，引起血小板黏附和聚集，导致血小板数量减少，占妊娠期血小板减少的21%左右。但同妊娠性血小板减少一样，妊娠期高血压疾病引起的血小板减少不会影响胎儿和新生儿的血小板，产后可迅速恢复正常。

(三)免疫性血小板破坏增加

常见的有原发性血小板减少性紫癜(primary immunologic thrombocytopenic purpura，ITP)，是妊娠期血小板减少的常见原因之一，其发生率占妊娠期血小板减少的5%左右。发病原因可能为免疫因素引起血小板破坏增加，其特征是血小板寿命缩短，骨髓中巨核细胞数量增加或正常，多伴有巨细胞成熟障碍，无脾大，抗血小板抗体增加，糖皮质激素治疗有效。由于妊娠期母体血液中血小板抗体可通过胎盘进入胎儿循环，引起胎儿血小板减少，因此对母儿均有不利影响。

(四)血小板生成减少

由于药物、骨髓功能不全、感染、营养不良等所致。

(五)血小板破坏增加的其他原因

血栓性血小板减少性紫癜、妊娠性脂肪肝、血管瘤、脾功能亢进、DIC、胶原病、抗心磷脂抗体综合征等。

二、妊娠合并原发性血小板减少性紫癜

属于免疫性血小板减少性紫癜,急性发病90%为儿童,成人多为慢性发病,而且常发生于生育年龄妇女,故妊娠期并不少见。

(一)发病机制

原发性血小板减少性紫癜的特征为外周血小板减少,血小板生存时间短,仅为48~230分钟(正常平均为9.9天)。

1.血小板抗体

血小板结构抗原发生变化产生自身抗体;脾脏产生特异性血小板抗体(IgG),即血小板相关抗体(PAIgG),与血小板表面结合,使血小板在脾脏被破坏。

2.单核巨噬细胞的作用

巨噬细胞的Fc受体与附着于血小板表面的糖蛋白上的抗血小板抗体的Fc受体片段结合,继而吞噬血小板。

3.巨核细胞的作用

血小板与巨核细胞的抗原结构相似,原发性血小板减少性紫癜患者的抗血小板抗体不仅能与血小板相关抗原结合,而且也作用于巨核细胞相关抗原,其结果导致巨核细胞生成血小板减少。

4.妊娠期激素的作用

妊娠期雌激素水平升高,增加脾脏对血小板的吞噬和破坏作用。

(二)原发性血小板减少性紫癜与妊娠的相互影响

(1)妊娠对原发性血小板减少性紫癜一般不会使病情恶化,但个别原发性血小板减少性紫癜患者在孕期病情可加重,因此原发性血小板减少性紫癜的患者病情未控制者不宜妊娠。

(2)未经治疗重症的原发性血小板减少性紫癜患者自发流产率达17%~33%,可导致胎盘早剥、胎死宫内,产时及产后出血是正常妊娠的5倍,产道损伤

部位及剖宫产切口出血、血肿多见。

(3)原发性血小板减少性紫癜的孕妇由于血循环中存在抗血小板抗体(IgG),可通过胎盘进入胎儿血循环,造成胎儿、新生儿血小板破坏,出现胎儿、新生儿血小板减少,分娩时增加了新生儿的出血,尤其是颅内出血的危险性,其围生儿病死率为100‰~300‰。

(三)诊断

1.出血

当血小板计数<50×10^9/L时,毛细血管脆性增加,仅轻微的创伤和血压升高,皮肤黏膜即会出现瘀斑,甚至发生自发性出血。90%表现为紫癜,其他如齿龈、鼻出血等。

2.实验室检查

(1)血小板计数在(30~80)×10^9/L,红细胞、白细胞数量和形态均正常。

(2)血小板形态及血小板大小不同,有的可见巨大及畸形的血小板。

(3)止血和凝血功能改变:表现为出血时间延长,血块退缩不良,血清凝血酶原消耗不良,凝血酶原及凝血时间均正常。

(4)血小板抗体(IgG)80%~90%升高。

3.骨髓检查

巨核细胞数正常或增加,但成熟产板型减少。

(四)治疗

1.早期妊娠

妊娠合并原发性血小板减少性紫癜如病情稳定,仅表现为单项血小板计数偏低,若继续妊娠者应动态观察血小板计数的变化。当有下列情况时应终止妊娠:①活动性原发性血小板减少性紫癜;②激素治疗中;③妊娠后病情恶化。

2.中晚期妊娠

以保守治疗为主,对血小板计数>50×10^9/L无症状者可不予治疗。血小板计数<50×10^9/L或有出血倾向者应用药物治疗。

(1)肾上腺皮质激素是首选药物。作用机制:①抑制单核-巨噬细胞系统的吞噬作用,延长血小板的寿命;②抑制抗体生成,限制抗原-抗体反应,减少血小板破坏,增加血小板有效生成;③降低毛细血管脆性。

主张应用大剂量糖皮质激素冲击治疗:地塞米松40 mg/d连用5天,或甲泼尼龙首剂30 mg/(kg·d),次日20 mg/(kg·d)连用3~7天,每日早晨8时服用,有效率>80%。

(2)免疫球蛋白:免疫球蛋白封闭单核-巨噬细胞的Fc受体抑制抗体产生及与血小板结合,减少或避免血小板被吞噬。

常用方案:400 mg/(kg·d),静脉滴注,连续2~5天,治疗后约75%的原发性血小板减少性紫癜患者血小板计数可上升,50%达到正常水平,但停药后有反跳现象。

(3)补充血小板:原发性血小板减少性紫癜患者的抗血小板抗体可攻击输入的血小板,因此只作为应急措施使用。

使用指征:血小板计数<10×10^{9}/L或伴有出血倾向,为防止重要器官出血,或产妇临产即将分娩或在施行剖宫产术时预防产时、产后出血时应用。

用量:按每10 kg体重给1 U(机采)浓缩血小板悬液,或6~10 U(手工)血小板悬液。

(4)小剂量肝素与糖皮质激素:利用肝素可中和血小板第Ⅳ因子对巨核细胞的抑制,促进巨核细胞生长发育的机制。

方法:肝素每次1 250 U皮下注射,每12小时1次,同时口服泼尼松10 mg/d,有70%~80%的患者血小板上升。

(5)脾切除:不主张妊娠期应用。

(6)其他:血浆置换用于急性原发性血小板减少性紫癜,对慢性原发性血小板减少性紫癜效果较差。免疫抑制剂或化疗药物妊娠期不宜应用。

3.分娩期处理

(1)分娩方式选择:阴道分娩可造成新生儿颅内出血的可能,应放松剖宫产的指征,以下情况必须予以剖宫产。①血小板计数<50×10^{9}/L;②有脾切除指征者。

(2)分娩期处理:血小板计数<50×10^{9}/L或有出血倾向者剖宫产时应联合使用肾上腺皮质激素、丙种球蛋白和输注血小板悬液,目的是减少抗体生成,除去已生成的抗体,改变细胞免疫机制,减少出血量。胎儿娩出后立刻给予宫缩剂,仔细缝合伤口,切口加压包扎,防止发生伤口血肿。

(3)麻醉选择:血小板计数>50×10^{9}/L可用硬膜外麻醉,<50×10^{9}/L以气管插管全身麻醉或局部浸润麻醉配合静脉麻醉为宜。

4.产后处理

继续观察子宫出血量,产前使用糖皮质激素者产后继续应用,待血小板升至正常后再逐渐减量至停用;给予广谱抗生素预防产褥感染。

5.新生儿处理

半数新生儿可发生血小板减少，故应常规留脐血检测血小板。当新生儿血小板$<50\times10^9/L$，或伴有紫癜者应使用糖皮质激素，重症者加用丙种球蛋白，因母乳中有可能含有抗血小板抗体者，暂以人工喂养为宜。

三、血栓性血小板减少性紫癜

血栓性血小板减少性紫癜(thrombotic thrombocytopenic purpura，TTP)为一罕见的微血管血栓性综合征，其主要特征为发热、血小板减少性紫癜、微血管溶血性贫血、中枢神经系统和肾脏受累等，当妊娠合并存在时严重威胁母婴生命。

(一)发病机制

(1)血管性血友病因子裂解蛋白酶缺乏(家族性)，不能正常降解血友病因子，大分子血友病因子和血小板结合，促进血小板的黏附与聚集，增加其在血管内的滞留，引起发病。

(2)许多因素如抗体、免疫复合物、病毒、细胞毒素以及某些化疗药物等可以损伤血管内皮细胞，暴露出蛋白酶裂解位点和血小板的结合，导致血小板聚集、血栓形成。

(3)血管性血友病因子裂解蛋白酶抗体为自身抗体(IgG)，能中和或抑制血管性血友病因子裂解蛋白酶的活性，促进循环中血小板形成微血栓，导致发病。

微血栓的形成不仅会引起血小板的消耗性减少，继发出血，而且沉积后造成微血管狭窄，影响红细胞的顺利通过，致使红细胞变形、损伤甚至破碎，发生微血管病性溶血性贫血。微血管狭窄还会影响血液供应，造成所累及的组织器官功能障碍与损害。

(二)妊娠与血栓性血小板减少性紫癜关系

血栓性血小板减少性紫癜可继发于妊娠，可能与血管内皮损伤或血管性血友病因子裂解蛋白酶自身抗体的产生有关。雌激素分泌过多也可能是妊娠妇女发生血栓性血小板减少性紫癜的原因。

(三)诊断

1.临床表现

主要表现“五联征”：①发热；②血小板减少性紫癜，以皮肤瘀点、瘀斑最为常见，也可发生内脏出血，脑出血为其死亡的主要原因；③精神-神经症状，可出现一过性头痛、呕吐、意识障碍、共济失调、抽搐，并具有反复多变的特征；④严重溶血性贫血，可有黄疸和血红蛋白尿；⑤肾脏损害，除出现血尿外，还可发生溶血性尿毒症综合征。其他的表现还有心肌损害、呼吸窘迫、眼部症状等。

2.实验室检查

(1)血常规检查血小板下降严重。

(2)出血时间延长，而凝血机制基本正常，如凝血酶原时间、血浆纤维蛋白原、纤维蛋白降解产物等大多在正常范围。

(3)正细胞正色素性中、重度贫血，可见芒刺形红细胞、点彩细胞及破碎细胞，网织红细胞数增多。

(4)血生化检查血清结合球蛋白减少，乳酸脱氢酶及间接胆红素增高，尿素氮、肌酐浓度升高，血管性血友病因子裂解蛋白酶浓度降低，或存在血管性血友病因子裂解蛋白酶自身抗体。尿常规检查出现蛋白、红白细胞及管型。

根据“三联征”(血小板减少、微血管病性溶血性贫血、中枢神经系统症状)即可诊断。

(四)鉴别诊断

(1)溶血性尿毒症综合征与血栓性血小板减少性紫癜有较多相似之处，但血栓性血小板减少性紫癜以肾脏损害为主。

(2)原发性血小板减少性紫癜患者血浆血小板抗体(IgG、IgM)增高。

(3)弥散性血管内凝血多有明确病史和诱因，实验室检查除血小板减少外，有多项凝血功能异常。

(4)妊娠期高血压疾病合并血小板减少患者病史明确，常合并肝酶升高、血管内溶血。

(五)治疗

血栓性血小板减少性紫癜是一种严重的疾病，合并妊娠时病死率较高。近几年随着对疾病的认识和治疗方法的进步，存活率明显提高，可达70%左右。

1.血浆置换

血浆置换是首选的治疗方法，目的是置换清除血液中的有害物质，同时补充体内缺乏的因子。

具体方案：血浆置换量30～40 mL/(kg・d)，替代血浆以新鲜冰冻血浆为宜，直至血小板减少和神经系统症状得到缓解，血红蛋白稳定，血清乳酸脱氢酶水平正常。然后在1～2周内逐渐减少置换量直至停止。一般血浆置换3～6周可恢复，若无效，可将血浆置换量增加至 80～140 mL/(kg · d)，或改用冷沉淀。部分病例停用血浆置换后 1 周至 2 个月可能复发。

2.输注新鲜血液或新鲜冰冻血浆

血栓性血小板减少性紫癜的母婴死亡率高，诊断明确后应立即输新鲜血或冰冻血浆，输注 48～72 小时后血小板即有明显升高。

3.糖皮质激素

约 10%的血栓性血小板减少性紫癜患者对糖皮质激素敏感，因此若无禁忌证，在血栓性血小板减少性紫癜的初始治疗阶段可使用糖皮质激素。

用法：泼尼松，60 mg/d，病情严重者可增至 100～200 mg/d，待病情好转后减量。

4.抗血小板聚集

输注 500 mL 右旋糖酐，每 12 小时 1 次；应用抗血栓素药物以解除血小板聚集，如双嘧达莫，100 mg/d；小剂量阿司匹林口服 50～80 mg/d。

5.静脉注射人血丙种球蛋白

能抑制血栓性血小板减少性紫癜患者的血小板聚集性，但临床应用静注丙种球蛋白的疗效不一，一般情况下，应与其他措施联合使用，单独应用是无效的。经上述治疗病情稳定，争取在胎儿成熟后终止妊娠。

6.免疫抑制剂

免疫抑制剂对胎儿有较大毒性作用，对于某些难治性、复发性血栓性血小板减少性紫癜患者，可在放弃胎儿或分娩后使用。环孢素 A 治疗难治性血栓性血小板减少性紫癜有较好疗效，且无明显不良反应。

参考文献

[1] 熊旭东,封启明.实用危重症医学[M].上海:上海科学技术出版社,2023.

[2] 赵扬玉.产科危急重症[M].北京:人民卫生出版社,2021.

[3] 苗军华,刘辉,牛永杰,等.临床急危重症疾病诊治与护理[M].青岛:中国海洋大学出版社,2022.

[4] 于丽波.妇产科疾病临床实用诊治技术[M].北京:中国纺织出版社,2023.

[5] 张海海.急危重症诊疗实践[M].济南:山东大学出版社,2021.

[6] 姜诗谦,周庆,张波,等.临床急危重症急救[M].济南:山东大学出版社,2021.

[7] 张伟,昌广平,鲁柏涛.新编急危重症诊疗精要[M].西安:西安交通大学出版社,2022.

[8] 刘冰,杨硕,任维凤.急危重症诊疗救治[M].北京:中国纺织出版社,2021.

[9] 蒋晨茜,雷雅彦.常见急危重症临床诊疗新思维[M].北京:中国纺织出版社,2021.

[10] 杨雁鸿,杜雪莲,林华,等.妇产科疾病临床诊疗技术[M].上海:上海科学技术文献出版社,2023.

[11] 冯丽.临床妇产科急危重症诊断与治疗[M].长春:吉林科学技术出版社,2020.

[12] 冯婷婷,李俊娟,王美芳.现代急危重症诊疗学[M].汕头:汕头大学出版社,2022.

[13] 张雪松.急危重症救护精要[M].长沙:湖南科学技术出版社,2021.

[14] 李卫燕,武香阁,董爱英,等.现代妇产科进展[M].哈尔滨:黑龙江科学技术出版社,2022.

[15] 王丽霞,王洪萍.妇产科急危重症救治手册[M].郑州:河南科学技术出版社,2019.

[16] 张静.实用临床妇产科诊疗学[M].长春:吉林科学技术出版社,2022.

[17] 张雪梅,徐超,苏萌,等.常见急危重症临床诊疗[M].北京:科学技术文献出版社,2021.

[18] 苏翠金,赵艳霞,谢英华,等.妇产科急重症抢救与监护技术[M].成都:四川科学技术出版社,2022.

[19] 韩伟.妇产科急危重症诊疗[M].长春:吉林科学技术出版社,2019.

[20] 宋继荣.妇产科基础与临床实践[M].北京:中国纺织出版社,2022.

[21] 王宇,王涛,苏红军,等.急诊急救与重症监护[M].哈尔滨:黑龙江科学技术出版社,2022.

[22] 李彦俐,徐燕敏,王娟,等.妇产科疾病诊治纲要[M].上海:上海科学普及出版社,2022.

[23] 赵秀芳.急危重症诊断与救治[M].长春:吉林科学技术出版社,2022.

[24] 贾娜莎,李小丹,籍霞.实用临床妇产科诊疗学[M].汕头:汕头大学出版社,2022.

[25] 鹿庆波,薛飞,王永生,等.实用危重症监护技术[M].哈尔滨:黑龙江科学技术出版社,2022.

[26] 刘平平.地塞米松在剖宫产中防止羊水栓塞的临床效果[J].中国实用医药,2022,17(19):136-138.

[27] 章勤,王莉,徐帅帅.妊娠合并急性胰腺炎患者血清降钙素原 C-反应蛋白水平变化及 NEWS 早期预警评分的临床意义[J].中国妇幼保健,2023,38(8):1373-1378.

[28] 陈友强,郑伊能,付佳亮,等.卵巢肿瘤蒂扭转的临床及影像学特征分析[J].中国 CT 和 MRI 杂志,2023,21(7):129-132.

[29] 王洁,蒋群花,罗建英.血清钙卫蛋白、MCP-1 和 PECAM-1 联合检测对妊娠期高血压疾病患者妊娠不良结局的诊断价值[J].检验医学与临床,2023,20(15):2233-2237.

[30] 郑鸿露,杨彦,黄旭,等.妊娠合并心脏病临床诊治的研究进展[J].中国计划生育学杂志,2023,31(5):1237-1241.

[31] 吴盼盼,黄赣英,沈小玲.阿奇霉素单药或联合甲硝唑治疗急性盆腔炎对患者症状缓解情况和生活质量的影响[J].中国妇幼保健,2023,38(7):1199-1202.